孟司と誠の

健康生活委員会

近藤 誠 ✚ 養老孟司

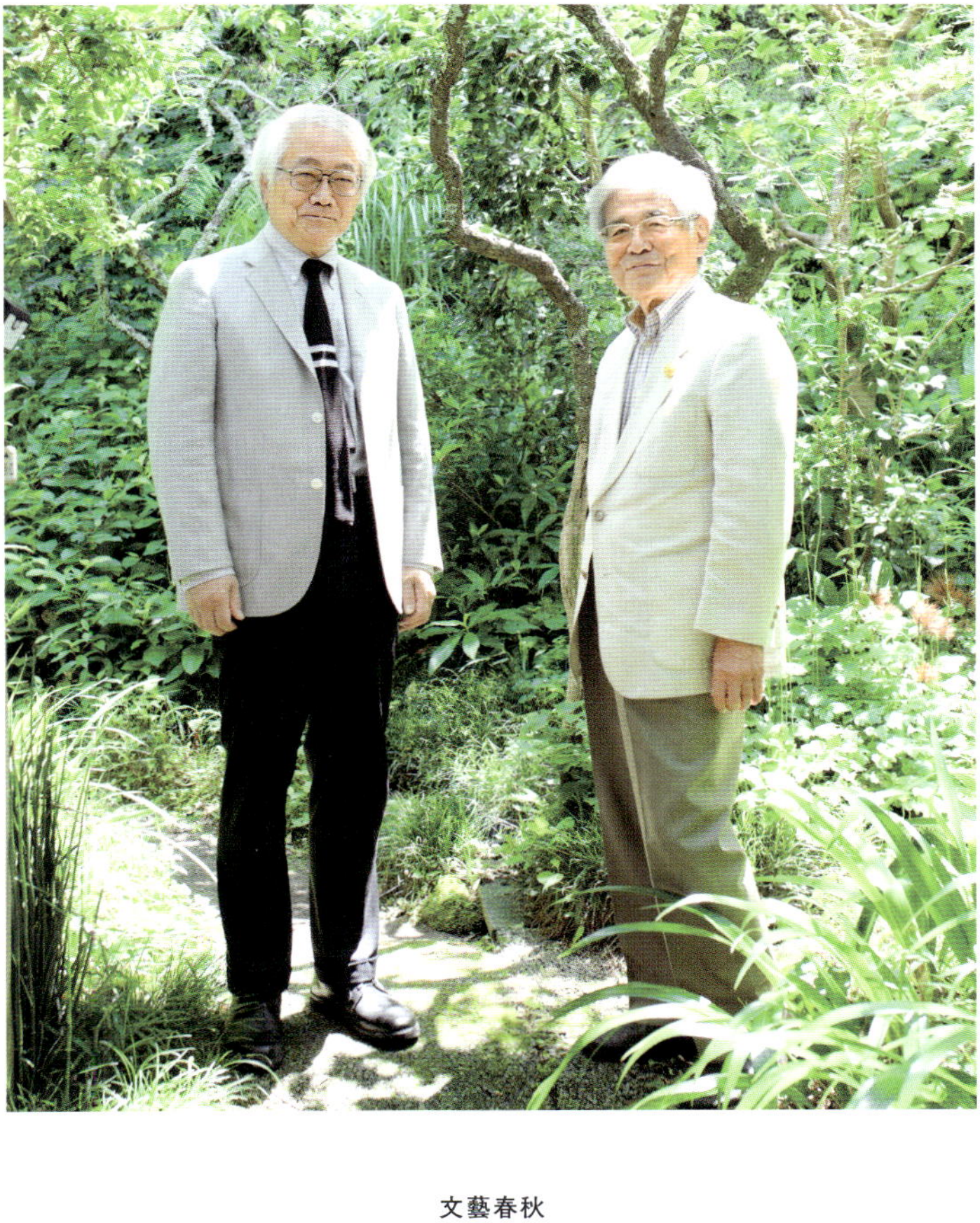

文藝春秋

孟司と誠の健康生活委員会

目次

第2章　はて、医療とは何だったか？

第5章　結論　医療に何を期待する？　193

経済がクラッシュするまで医療は変わらない

嫌なことはしない、健康診断は受けない

死生観は持たない
老後は「俺だけの楽しみ」を見つける
死は「私」と「あなた」までにしかない
論争のストレスで不眠症に
いつ辞めても自由に生きられるから論争できた
東大の医者は我慢会
健康の秘訣は、今を楽しめ

装幀／本文デザイン　大久保明子
ＤＴＰ／図版製作　明昌堂
表紙カバー／扉撮影　榎本麻美

第1章 さて、健康とは何だったか？

- 間違いだらけの健康情報にご用心
- 健康診断が人々を不幸にする
- 長生きは医療のおかげ、じゃなかった!?
- ここで、病気とは何か、を考えてみよう

間違いだらけの健康情報にご用心

健康な日本人は3割しかいない？

近藤　養老先生とお会いするのは四年ぶりですか。『ねこバカ　いぬバカ』（小学館）で対談して以来ですね。養老家のネコ、「まる」はいくつになりました。

養老　これがね、十四歳です。ちょっと足を引きずっていますが、こいつらスコティッシュ・フォールドはもともとなんです。お客さんが来ると、何が来たかと調べに来る。見ないふりしてね。

近藤　うちの「ボビー」（近藤家の愛犬）は僕がおやつをやるので少し太めになり、いまダイエットしています。

養老　まるはダイエットしないなあ。好きなだけ食べてる（笑）。

近藤　さて、早速ですが、これはＯＥＣＤ（経済協力開発機構）の調査ですけれども、このグラフがとても面白いんです。

養老　全然見えない（笑）。

近藤　そんなに細かく見なくてもいいんですが。

養老　虫眼鏡があるから大丈夫。必需品です。

近藤　自分が健康だと思っている人の割合をグラフにしたもので、右が割合の高い方、左へ行くほど低くなる。右端がアメリカで、左端が日本です。

養老　ヨーロッパがだいたい真ん中ですね。

日本はアメリカの半分以下ですか。アメリカ人は90パーセントの人が自分を健康だと思っている。日本人は40パーセントに欠けているんですか。

近藤　本当はアメリカ人よりも日本人はずっと健康なんだけどね。

養老　**アメリカの異常さと日本の異常さが見事に際立ってる**ね（笑）。

近藤　アメリカは、ビア樽型の肥満の率が40パーセントに迫っている。日本は４パーセントですからね。十倍違います。やっぱり太っているとそれだけ死にやすい。

養老　トランプだって俺、健康だと思わないけどね。信じられないのは、アメリカには自分で動けなくてベッドに寝ている人までいる。

図1　自分を健康だと思う人の割合

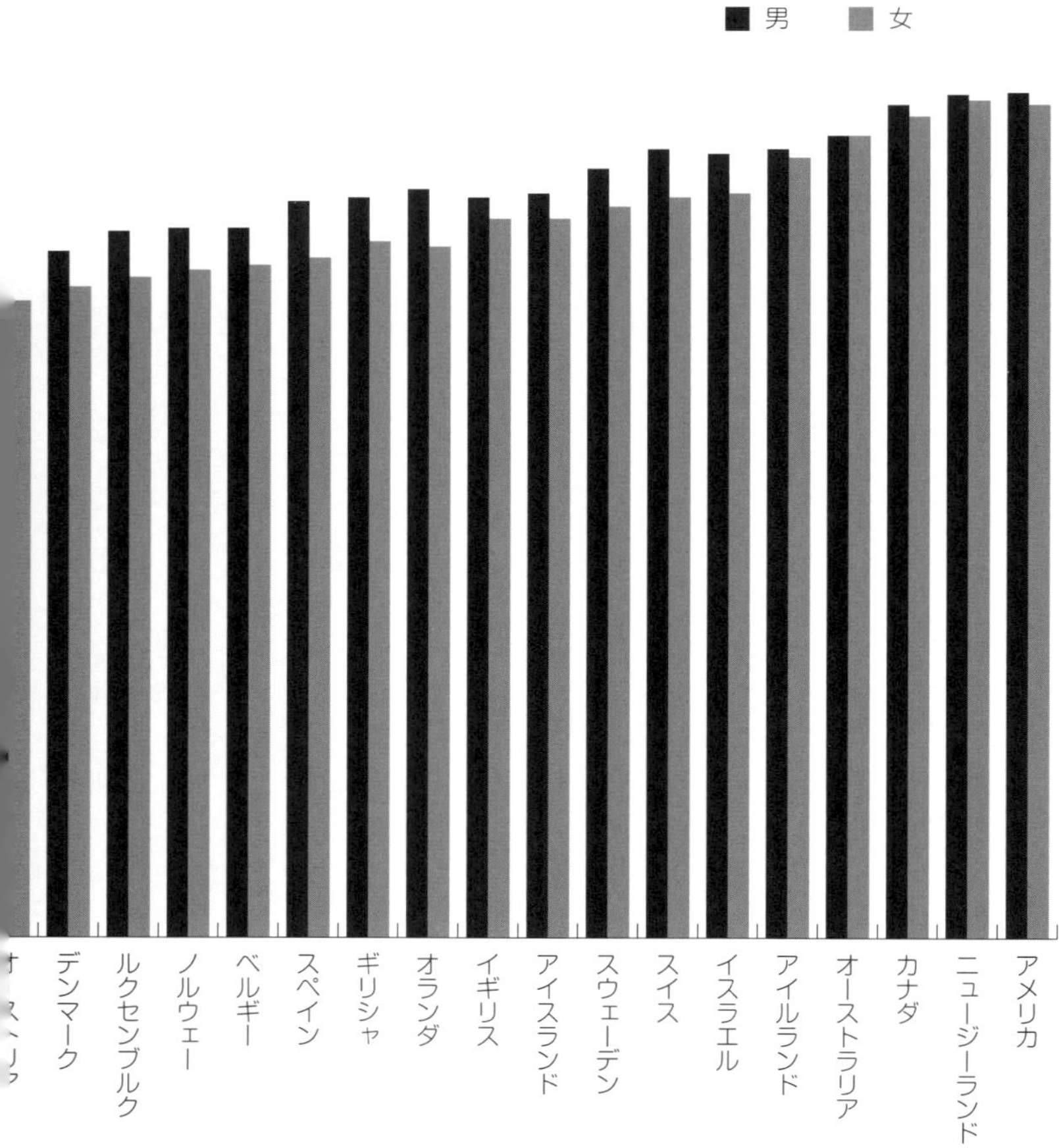

※OECD調べ（2013年発表）。2011年までのデータ使用

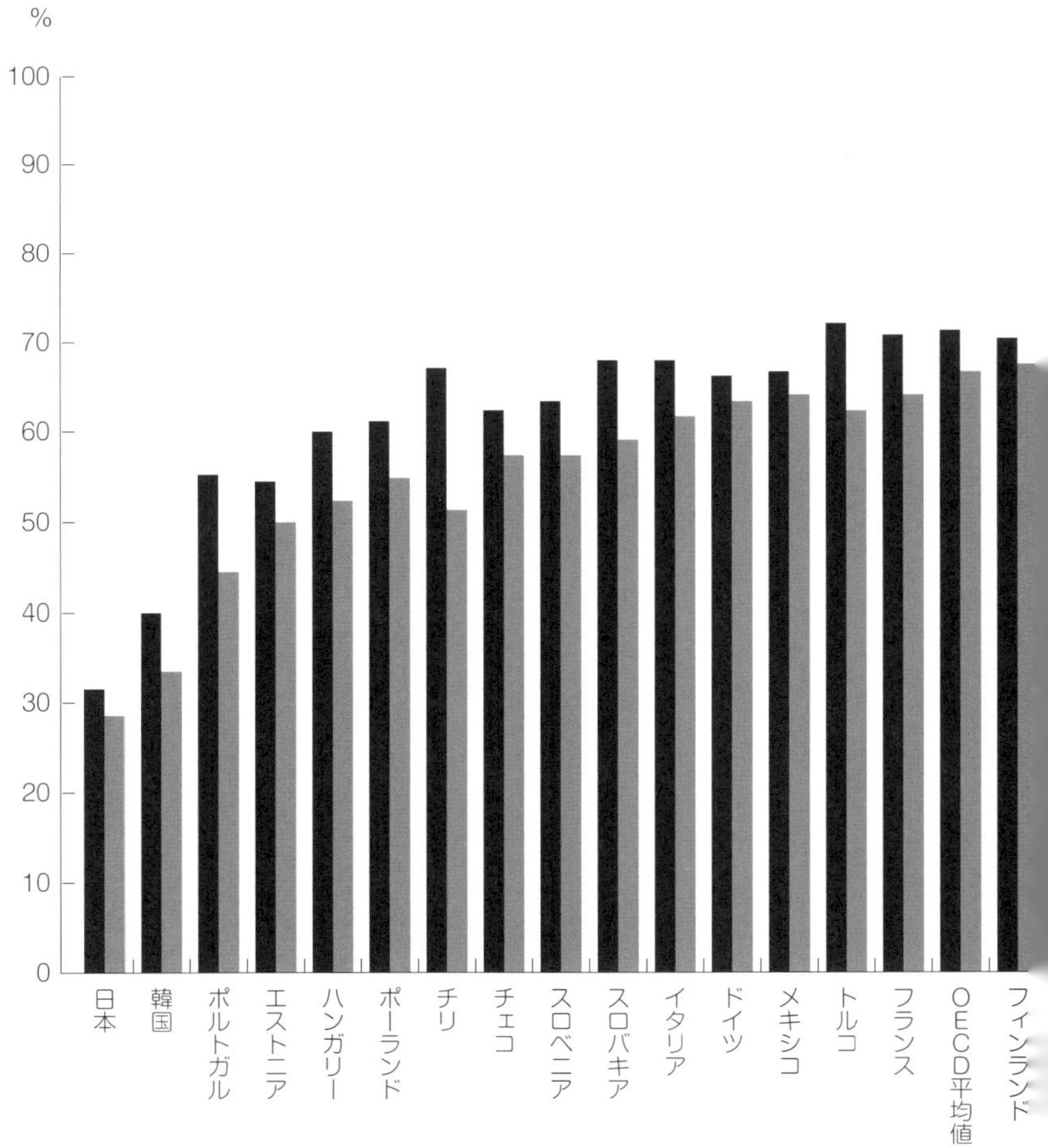
%
100
90
80
70
60
50
40
30
20
10
0
日本
韓国
ポルトガル
エストニア
ハンガリー
ポーランド
チリ
チェコ
スロベニア
スロバキア
イタリア
ドイツ
メキシコ
トルコ
フランス
OECD平均値
フィンランド

近藤　それでも健康だと思う方も、日本みたいにこんなに健康でも不健康だと思う方も、どっちも病気です。

養老　そうそう。真ん中へんが健康なんだよ。スペインやイタリアが意外といいんじゃないですか、ラテン系が人生を楽に生きている。

長生きなのに不健康感に悩む日本人

近藤　日本人に、ここまで健康だと思っている人が少ないとは思いませんでした。

養老　どこか具合が悪いと思っているんでしょう。それは感じますね。みんなやたらと病院へ行って、やたらと薬を飲むでしょ。

僕は病院には行かないし、薬も飲まないから。

近藤　それは僕も一緒です。病院にはずっと行かれないんですか。

養老　いや、たまには行くこともありますけどね。よく覚えているのは、スキーをやっていて一過性全健忘になったんですよ。

近藤　スキーで転んだんですか？

養老　いや、何にもしない。あれはプールなんかでよく起こすそうなんです。光る平らな面を

図2　肥満者の割合　BMI30以上

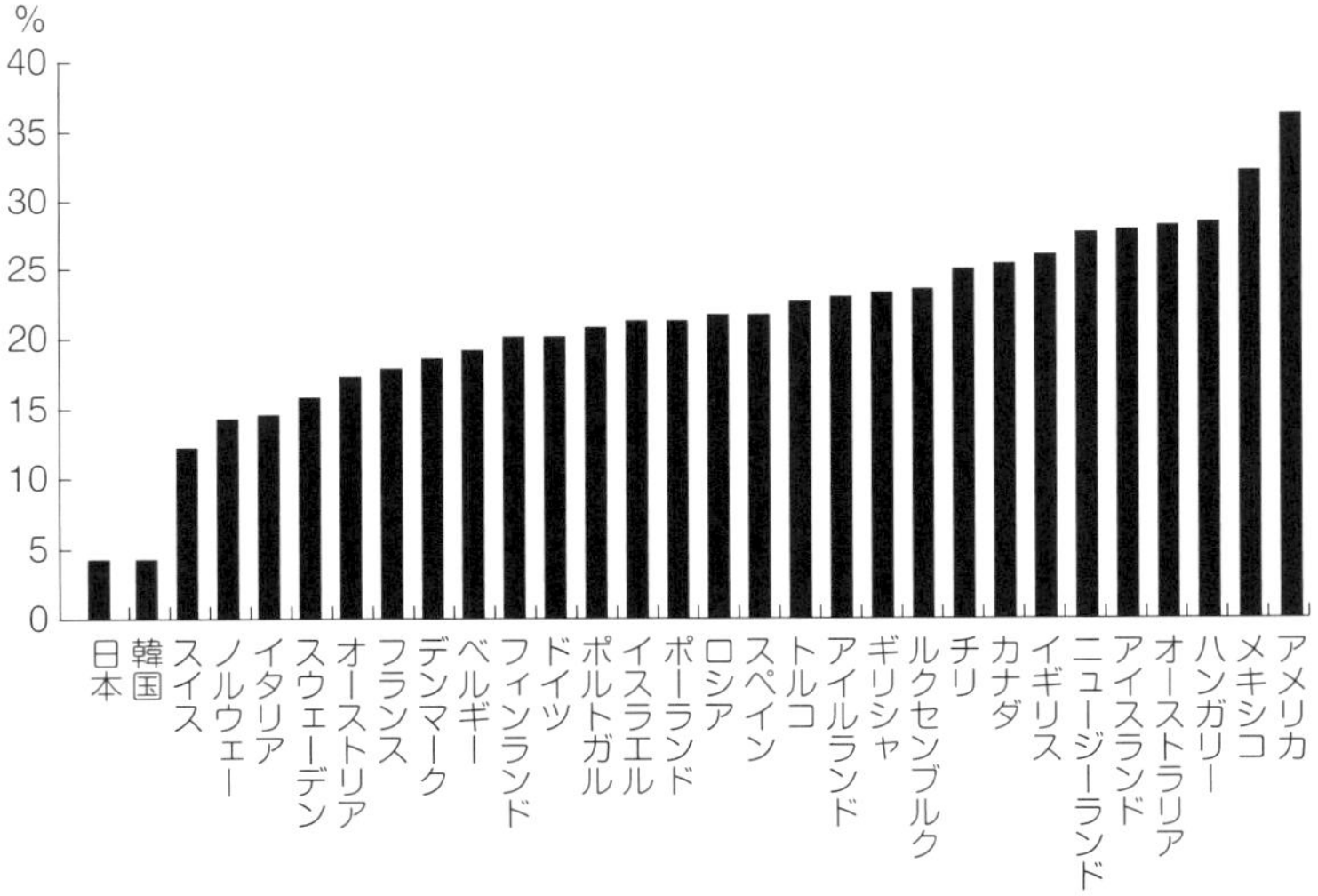

※OECD調べ（2013年発表）。2010年までのデータを使用。推定値含む

ずっと見ていると、一時的な記憶喪失になるらしい。僕の知り合いの奥さんが天ぷらを揚げていて、光っている油の表面を見ていたら一過性全健忘になった。プールとスキー場と天ぷら油、似てません？

近藤　うーん、どうかなあ（笑）。平均寿命は、実は数年前の調査で日本は香港に抜かれた、という報道がありましたね。ただ、これはかなり怪しい。

養老　すいません、中国ですから（笑）。中国の統計って、どうもね。

近藤　香港にはすごい貧民街がある。棺桶ハウスと言って、居住スペースがベッドの広さしかない部屋に住んでいる人たちもいたり。まあ、長寿と言えば、日本が世界でも指折りの上位にあることは確かです。

本書の話題としては、皆さん**こんなに長生きしているのに、なぜこれほどの不健康感にさいなまれているのか**。意識の問題が一番大きいかな。

養老　ぱっと思いつくのは、日本人には本音と建前というか、自分の理想とする暮らし方と実際の暮らしがずれている、という意識があるんだろうね。

一方でアメリカ人は、いくら暮らしが大変でも、手前《てめえ》の暮らし方の理想と現実が近いから、その間にギャップがない。「人生ダメならダメで俺のせいだ」と思っている。日本人の場合は、みんなが一律に従うべきだと思う規範があって、絶えずそこに現実とのギャップがあるんですね。理想が高すぎる。

近藤　なるほど。

養老　それは江戸時代以来、日常生活の無意識の習慣があって、それが近現代になってから日本に入ってきたものとぶつかっちゃってるんですが、その矛盾を解決しないままに来ているんですね。特にグローバル化すると、もっとひどくなっていく。

国際基準というものがあって、最近だとセクハラから始まって死刑制度の問題もありますけれど、いろいろなことが「こうでなきゃいけない」と思われている。**日本ぐらい平和で犯**

罪が少ない国もないのに、まだ「日本はおかしい」と思っている。実際と理想が、ずれっぱなしにずれている。

近藤　それは重要な指摘ですね。

サプリメントは胃でバラバラに分解される

近藤　社会が、「人は健康であらねばならん」というプロパガンダを押し出していて、一般の人たちがそれに巻き込まれている、というところはありますね。

養老　それはありますね。テレビを見ていると、サプリメントのCMが大量に流されていますよね。現に儲かるから、あれだけやるんでしょ。

近藤　目的別に細かく分かれたサプリメントがあるんです。

養老　一つひとつ商品名を挙げると怒られちゃうけれども、**サプリメントがお腹の中に入って消化されるときは、全部バラバラに分解されて、炭水化物やアミノ酸になってしまう**わけだし。

近藤　一番典型的なのが、酵素類ね。酵素とはすなわちタンパク質だから、胃の中にあるペプシンなどの、それこそ消化酵素の力で消化されてしまう。アミノ酸を飲んでいるのと同じことなんだけれども、これをけっこう信じている人が多い。

養老　溶けてしまうわけですね。

近藤　サプリメントの酵素やコラーゲンは、仮に無傷で胃を通過しても、膵臓《すいぞう》から分泌されるいろいろな消化酵素でバラバラにされます。また、タンパク質は巨大分子なので、仮にカプセルなどを使って無傷で小腸内に届けたとしても、通常はそのままの形ではほとんど吸収されません。

養老　まあ、すべて溶けてしまうかどうかはわからないけれども。たとえば赤ちゃんの場合は、腸の中に、お母さんの抗体がそのまま取り込まれることもあるから、イエスかノーかだけで話すのも乱暴なんです。コラーゲンはアミノ酸ですが、ある特定の成分が一時的に多く体に入るわけですから、それはそれで代謝に何らかの影響があるかもしれない。**僕はまったく効かないとは言いませんけどね。ただし、言っているような効き方ではない。**

近藤　そうですね。コラーゲンをいくら飲んでも肌に届かないのは確かです。

養老　塗るほうが肌には届くよね。顔に塗りゃ、肌の表面には届く（笑）。

近藤　ただ大きな分子だから、皮膚の中には浸透していかないでしょうね。

水素水というのも流行っているけど、もともと水に溶けることができる水素の量が少ないし、水素は酸素と結合すると水になる。体内に酸素はいっぱいあるから、吸収された水素はどんどん水になる。

と、こういう話をいくら言っても聞いてもらえないんだな（笑）。

血糖値をコントロールすると早死にする

近藤　最近は何か一つのものを食べると健康になる、という話が多いんだけど、ふだん普通に食事をしている人が、**何かを一つ食べてそれで健康になる、ということはあり得ない**。ただ、栄養が偏っている人がバランス良く食べるようになって身体の調子が良くなることはある。

養老　脚気《かっけ》なんかが典型的ですね。あれはビタミンB_1が不足するような偏った食生活でなる。

近藤　普段からバランス良く食べていた人では、特定のものを余計に食べたら、それで体調が良くなるか、ということについては誰も証明できない。

養老　逆に、あれを食べたらいけない、これを食べたらいけない、という話もよく聞きますが、僕の意見はね、**一回なら大丈夫。だって、次の日には消えちゃうから**。放射性物質も同じですよ。常用しなければいい。

近藤　ただ、ビタミンAのように大量にとると中毒症状がでるものもある。

養老　念のために言っておくと、**砂糖の致死量はたしか1キログラム**です。普通の人は平気でいるんだけど、何であれ毒といえば毒で大量に摂取すれば身体に悪いですよ。何にでも致死量はあるんです。

近藤 醤油を大量に飲んでも死ぬしね。

養老 死ねます。でも、そんなに飲めやしないよ。

近藤 戦時中に醤油を飲んで徴兵を逃れた、なんていう話は聞きましたね。あれは急性中毒だな。

養老 そら、具合が悪くなるよ。

近藤 この頃は、「健康でいたいなら、血糖値をコントロールしろ」とか言う医者たちがいるけど、「血圧を下げろ」というのと同じで、特に根拠はない。

養老 何で血糖値をコントロールするの？

近藤 よくわかりませんが、そもそも血糖値をコントロールするには、四六時中測っていないといけない。

養老 僕、四十代から基本的に糖尿だけど、血糖値なんかコントロールしてませんよ。

近藤 こういう風に言えばわかりやすいかな。普段から健康に暮らしている人が、健康診断で血糖値が高いということになったとする。それで、食事療法をしたり、薬を飲んだり、インスリンを打ったりして、寿命が延びたというデータは一つもない。逆に、**しっかり血糖値を**

コントロールして早く死んだというデータはいっぱいある。

養老　ハハハ。

近藤　「一日のうちに血糖値が変動するのが身体に良くない」と主張する医者もいるようだけど、それは「生きているのが良くない」という話ですよ。

養老　うん、**確かに生きているのは一番健康に悪い（笑）**。

腸内フローラはコントロールできない

近藤　納豆がいい、ヨーグルトがいい、トマトジュースを飲めばコレステロールが下がる、と言われるとすぐスーパーでその食品の棚が空っぽになっちゃう、という現象が起こるけれども、それは人々を扇動してそう仕向けたい人がいるわけだから。納豆はいいですよ。でも、毎日食べる必要はないよね。

最近のブームで言えば、腸内フローラは大事です。だけど、それを自分でコントロールして変えようというのは、ほぼ無理。

養老　よく理解してほしいのは、お腹の中の細菌は身内だから。食べ物の消化もそこが最前線になっている。

近藤　**腸内フローラに一番良くないのは抗生物質です**。結果的に高齢者がよく死にます。それは、こういうことが起こるんです。

まず、抗生物質で普通の大腸菌なんかが死んで、大腸の中にいる嫌気性の菌がはびこる。嫌気性というのは酸素があると増殖しないという意味で、クロストリジウム・ディフィシルが代表的。そういう別の細菌がはびこるのを「菌交代現象」と言いますが、それで偽膜性腸炎という症状を起こすんです。そうすると下痢をする。この下痢は頑固で、特に高齢者では死亡率が高いんです。

と聞くと、**ヨーグルトを飲めば腸内フローラが回復して治る、と思う人もいるでしょう。でも、飲んでもダメなんです**。まず、口から飲んだ細菌は、たいてい胃の中で胃酸で殺されちゃう。いや、乳酸菌も多少は腸までたどり着くと思いますが、それで腸内フローラを変えられるかというと、証明されていないし、できないでしょう。

それぞれの人に適した細菌の分布が腸の中で自然と出来上がっているものを、ヨーグルトを飲んで元に戻そう、なんて無理な話なんです。

菌交代現象に一番効果的なのは、実は健康な他人の大便を飲むことです。ただし、カプセルに入れてね。大便だからそのまま飲めないということではなくて、やっぱり胃酸で菌がほとんど殺されちゃうから、カプセルで飲んで小腸内で溶けるようにする。大腸菌は無傷で小腸に届けば、そのまま生き延びます。フローラの移植だね。そうすると治るんです。

養老　何だって胃酸があんなに強力か、というと、そのことですよ。人間は長い間にいろいろなものを食べてきたから、何が胃袋に入ってくるかわからない。冷蔵庫だって無かったんだから、すぐにカビも生えただろうし。長い間に、身体はちゃんと余計なものは殺すようになっているんです。それから腸に送るんです。

近藤　だから胃潰瘍で胃を切除した人は、海外旅行をするとコレラ菌が殺されずに、発症しやすい。

養老　面白いのはね、ほ乳類には食糞という習性があるんですよ。でも、食べる糞と食べない糞がある。ウサギなんかは盲腸が大きくて、その中で大腸菌が作用して食べ物を発酵させる。それを糞として出すんだけれども、ウサギはそれを改めて食べる。

近藤　まだ栄養分が残ってるんですね。人間の大便も、けっこう栄養分が残っている。

養老　僕らは虫をやっているからよくわかる。くそ虫なんていうのはそれ専門ですから。牧場に行くと昔はけっこういたんだけど、**最近は馬や牛の糞に虫がつかない。なぜかというと、抗生物質です**。馬や牛の飼料にも入っていますから、糞の栄養が偏ってきたんだね。

近藤　これがけっこうな量を入れるんです。たとえばオランダは、人間用の薬剤が効かなくなる薬剤耐性菌は、日本が70パーセントくらいだった時に、ほぼゼロだった。人間には抗生物質をあまり使わなかったわけです。

ところが、最近じわじわ数パーセントまで増えてきたのは、どうも動物の飼料に入っている抗生物質で耐性菌が増え、それが人間に移ってきている。

抗生物質が腸内フローラを破壊する

養老　抗生物質が腸内フローラをどう変えているのか。正確にはわからないですが。

近藤　そうですね。ただそれまで何十年も生きてきて、腸内フローラは一番良い状態になっているはずだから、抗生物質が腸に入って良い方向に変わるとは思えない。

養老　そこはある程度、わかってきているんじゃないですかね。**一番問題なのは、アレルギーですよ**。これもヨーロッパだけど、ゼロ歳から二歳までの幼児期に、お母さんが家畜小屋に出入りするような環境で生活していた子どもは、いわゆる花粉症なんかのアレルギーにかかる率が低いんです。だから、人間が本来触れていた抗原に触れる機会があると、アレルギーになりにくい。

もう一つは、出産時に帝王切開だと、自然分娩の場合よりも母親のフローラに触れる機会が少ないんですね。これもアレルギーになる確率が高い。さらにもう一つ言うと、日本の場合は子どものころに母親のフローラをきちんと受け継いでいても、幼児期に抗生物質を飲ませることが多い。

しかも、効くまで三日かかるとか言って律儀に飲ませたりするから、**ほとんどの人は幼児期に腸内フローラが入れ替わってしまっている。抗生物質をこれだけ大量に使う時代になったら、もうお手上げですよ。**僕はほとんど使わないけれど。

近藤　僕も四十年以上、抗生物質を飲んだことがない。いま長命と言われる世代は、ほとんど戦中戦後の薬のない時期に幼児期を過ごしていますね。

養老　僕は医者の家に育ちましたが、それでも抗生物質を使い始めたのは小学生以後です。

近藤　日本に初めて抗生剤が入ってきたのは、一九五〇年代のストレプトマイシンですからね。アレルギー、たとえば花粉症の場合、原因はスギ花粉の増加だけではなく、育ち方の問題もあると思う。

今の感覚から言えば「汚い」生活をしていた方が、いろいろなアレルギー性疾患、ぜんそくやアトピーが少ないというのが定説になっています。

健康診断が人々を不幸にする

ピロリ菌の除去で総死亡率は上がる

養老　ピロリ菌の除去なんかでは、すごく強い抗生物質を使うでしょう。

近藤　ピロリ菌が胃の中にいると胃がんになる可能性があるというので、強い抗生物質を使って除菌します。これで確かに、がんもどきの発生は減る。がんもどきというのは、再発転移を起こさないがんで、多くは自然に消えてしまう。言ってみればオデキのようなものだから、もともと検査で見つかったからといって、取る必要はないんです。

ところが死亡率で見ると、**胃がん以外の死因も含めた総死亡率は、ピロリ菌を除去するとむしろ上がる**。強烈な抗生物質を使って、腸内フローラが破壊されるし、同時にプロトンポンプ阻害剤という胃酸を抑える薬を一緒に飲むから、体内に細菌がはびこりやすい。さっきの偽膜性腸炎が出る人もいるし、身体へのダメージが大きいから、死亡率が上がる。ただ、研究結果を論文に書くとき強調するのは、「胃がんが減った」つまりオデキが減った、ということなのね。総死亡率が上がった事実は、隅っこのほうでしか触れていないから、よほど注意して読まないと気づかない。もし気づいても、医者は患者に「死亡率が上がる」とは言わない。それで世間一般も、ピロリ除菌は効果があるとだまされる。

なぜ言わないか。**医者は治療するだけ儲かりますからね**。しかも、除菌したあとも患者を手なずけ、定期的なお客さんにするんです。「ピロリ菌が除去されても胃がんが出てくることがありますから」と言って、半年とか一年ごとに検査する医者が大半です。

養老　今は、いろんなことが一段階で議論終了になって、その先を考える人が減ってしまったんですね。

健康診断が諸悪の根源

養老　とにかくこれを（と、図1を指して）どうにかしなくちゃいけない、これを。でも、アメリカ人はまた行き過ぎで、ここまで自分が健康だと思っていたら、それはほとんど病気ですよ（笑）。

近藤　確かに、あんなにおデブさんが多いのに、健康意識は百パーセントに肉薄してるんですから、ちょっと信じがたい。

養老　どこが健康だよ（笑）。鉄砲を撃ちまくって、若い人が年間に万の単位で亡くなっているのにね。健康とはそういうことか、と思いますけどね。

近藤　それに比べたら、**平均寿命が長い日本人は本当に健康的です。本来はこのグラフのトップに来なければいけないんですよ。**

養老　このグラフ、本当は上の白い方をカウントするんじゃないの？　色の付け方が間違ってるんだよ（笑）。

近藤　なぜこういう結果になるのか、サプリのＣＭよりももっと大きな問題がある。基本的に、検査をするからいけないんです。**元気なのに健康診断や人間ドックなどの検査で見つかったがんは放っておいていい、その方が長生きするよ、**と僕のセカンドオピニオン外来に来た人には言います。その後の経過をお便りで教えてくれる人もいますが、ほぼ例外はない。みんな悪化していません。

養老　僕の後輩の医者なんか、「先生ぐらいの年になったら、がんの三つや四つは必ず見つかりますよ」と言うから、「俺は検査には行かないからね」と言ってあるんです（笑）。

近藤　いや、本当にそうですよ。

養老　**僕は自分が健康かどうかなんて考えたこともないけどね**。昨日ブータンのカメラマンに会いましたが、ブータンの人はおそらく、およそ健康は問題にしていないでしょうね。大体僕くらいの年になったら、チベット仏教の経典が書かれたマニ車を回して、一日お経を唱えて過ごしている。

マダガスカルの人もそうですよ。**彼らの人生の目的は「ご先祖になること」ですからね**。彼らは人が死んだとは言わないで「先祖になった」と言うんです（笑）。

世の中に健康の定義はない

近藤　ちょっと硬い話をすると、世の中によい健康の定義があるかというと、どうも、これがないんです。

養老　それはないと思いますよ（笑）。

近藤　ＷＨＯ（世界保健機関）の有名な定義があるんですが、「精神的、肉体的、社会的にまったき状態である」みたいなことで、どうもピンとこない。まったき、とか、社会的、とかいう言葉の意味がよくわからないですね。

他方で、14～15ページの図1を見ればわかるように、**自分が健康だと思ったら健康だ、と**

いう考えがあります。それで構わないわけです。

ところが、医者に「あんた不健康だよ」と言われると、急に病気になったような気がする。その「呪い」の効果が大きいと思う。実は、自分は健康ではないと思っている人の大部分は、自分を病気だと思っているんじゃないか。

不健康と病気の境目が、自分で分かっていない人が多いんです。

養老　健康診断を受けるとマーカーがいろいろついて、「自分は病気だ」と思うことになるんですね。でも、統計上はマーカーがついて当然でしょ。僕、計算したことがないんだけど、20項目くらいで……。

近藤　30項目調べると、大体8割の人は何か一つは異常な数値がでます。8割となると、**異常な数値がある方が正常とも言える（笑）**。でも、数値が異常だと言われると、多くの人が薬を飲みだしてしまう。

薬を飲んだらもう、健康だとは言えないし、ご自身では病気だと思っているのでしょう。今、高血圧の薬だけで六十代で3割、七十代で5割が飲んでいるんですよ。けっこう強い薬ですけれども、真面目に健診を受けた結果です。

養老　それは日本では百パーセントの人が学校へ行くというのと似ているんじゃないですかね。百パーセント学校へ行かなければいけない、とみんなが思っている。

ＢＣＧを打ち続けるのは日本と韓国だけ

近藤　ワクチンもそうですよね、ほとんどの人が、あれは打たなければいけないと思っている。

養老　自分だけではなくて、人も打たなければいけない、そうしないと社会に迷惑をかける、と思っている。保育園で誰かがはしかにかかるとうつるでしょ。口に出しては言わないけれど、みんな「あいつのせいだ」と思っている（笑）。

近藤　小さい頃のはしかくらいはかかってもいい、という考え方もありますね。重症になる例は少ないし、むしろ子どもの方が軽くて済む。しかも、一生続く免疫をつけられる。

養老　それが、十年くらい前かなあ、ドイツで大問題になったんです。一部の地域で医者が、「はしかは自然に任せておいた方がいい」と言ったんですね。ところが、他の大部分の人たちは、うつるから予防接種すべきだと言って、大ゲンカになったことがあります。

近藤　フランスでは、以前はワクチンを打たなくてもいい自由があったんです。ところが、マクロンが大統領になったら、法律で強制するようになったのね。

養老　あの人は多国籍企業の味方だから。

近藤　フランス在住の人から、「どうしたらいいでしょう」と相談されて、「打たなくていいという診断書なら書いてあげますよ」としか言えず、他に方法が思い浮かばない。かなり厳しい法律みたいで、打たないと保育園も幼稚園も入れないみたいでね。打たせたくないと思っている親たちが悩んでいる。

だけど、ワクチンによる被害は凄いものがある。**先進国で生まれて栄養状態、衛生状態が良い子どもたちにとっては、ワクチンを打つことのリスクの方が高い**ですからね。小児科医たちが広く知らしめないから、みんな知らないでいるんだけど、いろいろなワクチンには急死リスクがある。

また、**ＢＣＧには川崎病になるリスクがあるのに、いまだに打ち続けているのは先進国では日本と、たぶん韓国くらい**なんですよ。川崎病は発熱・発疹などが生じ、心臓がやられるリスクがある病気ですが、日本の乳幼児百人につき二人がかかっている。この発症頻度はフランスの20倍、デンマークの40倍と、日本がダントツ一位です。ＢＣＧなどのワクチンが川崎病の大きな原因になっているのがわかっているのに、小児科医たちは打ち続けています。

養老　止めるとなると、きっとドイツみたいな騒ぎになるんでしょうね。

近藤　ただ、ＢＣＧなんていうのは、今までずっとやって来なかった国もあるし、たとえやっていても世界の趨勢が止める方向なのね。それを最後まで止めない、まだまだ続けるぞ、というのが日本。ここに社会の文化性が出ているかな。

健康問題も同じですよ。検査を押しつけるからこうなる。一般の人たちは、検査がなければ、健康のことなんか考えませんよ。だけど、検査をして、「あなた異常値がありますよ」と言われれば、とたんに心配になる。それがヨーロッパにはない。人間ドックとか職場健診というシステムがないから、自分の数値を知らない人が多い。アメリカは……。

養老　金がかかるからみんなやらない（笑）。

近藤　そうですね。ただアメリカでは、収入が多い層は、自分の数値を知っていると思います。庶民はなかなか気軽にクリニックに行けませんから。

長生きは医療のおかげ、じゃなかった⁉

血圧を下げると死亡率が3割上がる

養老　医学の進歩とよく言うけれど、僕はあんまり信用していない。特に、**皆さんが気にする生活習慣病とか成人病とかいうものね、これはもう半分以上ウソじゃないかと思っている。**僕は四十代から糖尿病ですからね。血糖値は高いし、保険に入る時の尿検査なんかは必ず異常な数値が出ます。まあ、保険ですから、食事のせいかなとか言って当然無視しますけどね(笑)。それで、今までピンピンしていますから。

もちろん自分で注意して、食事を減らして運動をすれば数値は元に戻ります。だから気にしていない。食い過ぎぐらい自分でわかるわい、と。甘いものもしょっちゅう食べてるし。

近藤　生活習慣病というのは病気ではなく、老化現象ですから、そう診断されても信用しないほうがいい。ただ一般の人たちには、自分で判断する、というのがなかなか難しいんですね。

養老　自分で判断するとは、自分で責任を持つ、ということですからね。医者に丸投げした方が楽でしょ。

近藤　これは『健康診断は受けてはいけない』（文春新書）を始め、いろんなところで書いてきましたが、**生活習慣病なるものは、一所懸命に見つけて治療をすると、逆に寿命が短くなる**んですよ。

養老　だって、その人の身体全体の都合でそうなってるんだから。

近藤　それと、医者の都合でね。驚いたんだけど、日本高血圧学会の重鎮たちが実施した比較試験があるんですよ。そうしたら、**血圧を下げると死亡率が3割上がる**、という結果が出た。彼らはそれを、論文にはそーっと書くんですよ。でも、後は一切触れずに、世間の人たちには薬を飲まし続けている。

養老　僕はそんなデータは知りませんけれどね、講演なんかでよく話すんです。みなさん、血圧が高いといっては降圧剤を飲んでいるけれど、今度、「血圧は何のためにあるんですか」と医者に聞いてみて下さい。そうすると、「体中に血液を送るためです」と答えるはずなんです。じゃあ次は、「その圧を下げたら、体のどこかで血液の行かないところが出てくるんじゃないですか」と聞いてみて下さい。だって、身体がそうやって調節しているんですから。

近藤　おっしゃる通りです。

養老　身体の調節機能そのものが狂っている、ということもあり得るんですよ。本態性高血圧と言って。でも、そういうケースは全体の中のほんの一部でしょうからね。**たいていは年を取って、自然と身体が調節した結果なんです。**

近藤　身体に必要だから血圧が高くなっている、と思わねば。血圧を下げる薬を飲むと、元気がなくなったり、考えがまとまらなくなったり、フラフラしたりという症状が出る人がたくさんいます。すると不思議なことに、たいていの人は薬を飲むのを止めるんじゃなくて、また病院へ行くんです。そして副作用止めなるものを新たに処方されて、さらに調子が悪くなる。まあ、医者は副作用とは言いませんけどね。新たな病気が生じたんだ、みたいなことを言って薬を足す。

他方で**降圧剤を一つ飲んでも血圧が下がらないと、もう一つ飲まされたりする**。これは薬が入って来た時に、身体は「血圧を下げたくないよ」と、一所懸命がんばって上げているわけです。それを自分の意識が目の敵にして、降圧剤を3種類も4種類も飲んでる人がいる。結局、薬は一度飲み始めると、減る方向には行かない。

私事ですが、ワイフは医者で、九〇年代、職場健診で上の血圧が180、下の血圧が110ほどの高血圧がみつかり、降圧剤を飲まされた。でも、頭がボーッとして、考えがまとまらず、仕事にならない。これでは人生がだいなしだと思って、すぐに薬を止めたら、頭がスッキリした。以来、職場健診を受けず、血圧も測らず、薬も飲まない。このエピソードが、僕が高血圧問題に関心をいだいた一因です。

でも、ほとんどの人は「薬を止めよう」とは思わないみたい。血圧を下げるのは良くない、といくら言っても、なかなか届かない。理屈を考えている人というのは、ごく一部でね（笑）。みんな大勢に従ってしまう。

理屈を考え始めてからの人類はまだ数千年くらいしか歴史がない。その前の狩猟採集の時代には、理屈やものごとの成り立ちを考える必要がなかった。その習慣が今でもしみついている。

脳卒中予防は血圧より栄養状態が大事

養老　**常識で考えたら、わかる**はずなんですけどね。年を取ったら血圧が高くなるというのは、血液の通りが悪くなっているから身体が自然と調節しているということでしょう。

近藤　その通りです。そしてその時に一番大事なのは脳なんですよ。極端なことを言うと、心臓から下の部分は血圧ゼロでも血は流れる。だから、脳に上げるために血圧がある、と思った方がいい。脳というのは、重さとしては全体重の2パーセントくらいしかない。ところが、血流の15パーセントから20パーセントを必要とするんでしたっけ?

養老　はい、それくらい使いますね。

近藤　上にある2パーセントの部分に、身体の他の組織比で言うと10倍くらいの血液を送っているわけです。そうすると、年を取ると血管の中が細くなってくるから、圧力をかけないと脳に血が行かない。

養老　無心児と言って、心臓がない子どもが出生後しばらく生きていた例があります。新生児だと、心臓のポンプ作用はそれほど必要がないということですね。ところが成人すると身体が大きいし、年齢と共に心臓も圧を上げる必要が出る。

近藤　血圧が高い、と医者に言われると、一般の人は「血管が破れて脳卒中のリスクが高まる」というイメージを持つんでしょうね。

これも誤解があります。戦争直後に、秋田県など東北地方で脳出血が多発したんです。それで測ってみると、血圧が高いのね。だから高血圧で脳出血だ、という伝説ができた。でも実は、脳の血管が破れると、その先の組織へいく血流を増やそうとしてか、からだは血圧を上げる。だから、原因と結果を逆にとらえている。

脳出血があってから測れば、血圧が高いのは自然なことなんです。それに当時の東北地方は貧しくて、死亡診断書を書いてもらうのが医者に診てもらう最初で最後、といった状況でした。脳出血を起こす前の普段の血圧なんて、誰も知らなかったはずです。

当時、東北地方に脳出血が多発したのは、貧しさゆえの低栄養のなせるわざでしょう。血管が丈夫じゃないから、破れやすくなる。現在でも、痩せていたりすると、低血圧の人でも、いくらでも脳の血管が破れる。医者はあえて、その誤解を正さないんです。

養老　医者は患者さん一人ひとりに合った説明をしなければならないからね。人を見て法を説くのは、けっこう難しいんですよ。だから僕は臨床医をやらないんだけれども。

近藤　それもありますが、今はまず、教育の問題があるんですね。医学部の六年間で、「血圧が高いと脳出血のリスクがある」という話ばかり聞かされる。

一方で、副作用のことは全然言われない。「血圧を無理やり下げたら死亡率が3割上がる」というような暗黒面は決して教えないわけですよ。そうすると、**学生たちは、「高血圧を治療するのが当たり前だ」という頭になって卒業してくる**。その思い込みを直すのはもう、ほとんど不可能なんです。

養老　物事は、一段、二段、三段、四段とずーっと続きがあるんです。さっきの予防接種なら、「予防接種をすると、ここまで病気にならないよ」という話が一段目。でも、効く範囲が限定的だとか、副作用がひどいだとか、話にはいつも続きというか、裏がある。それをどうするか、と何段階もかけて考えると、平坦なところへ来る。結局、**たいていのことは最初から何もしなくても同じじゃないか、という結論になる**んです。それを、ああでもないこうでもない、こうでもないああでもない、とみんな途中のところで延々とやるわけ。

近藤　同感です。

「隠れインフルエンザ」で大騒ぎ

近藤　病気や怪我をする機会が減っているせいか、**身体の治り方がわからない人が増えていますね**。そもそも、風邪を病気だと思っていたりする。

養老　僕は風邪を引いたら、ただ寝ているだけ。

近藤　病気の定義とは何か、という話になってしまうんですが、たとえばめったに無いことだけど、風邪を引いて細菌性の肺炎になって熱が高くて抗生物質を打たなければいけないという状態になったら、病気と言ってもいいかもしれない。程度問題になりますね。

それでは、**インフルエンザにかかれば即病気か。これも僕は病気とは思わない**。いまの医者たちは、スペイン風邪の例を出して必要以上に患者を脅すんです。

図3　インフルエンザによる死亡数　10万人あたり

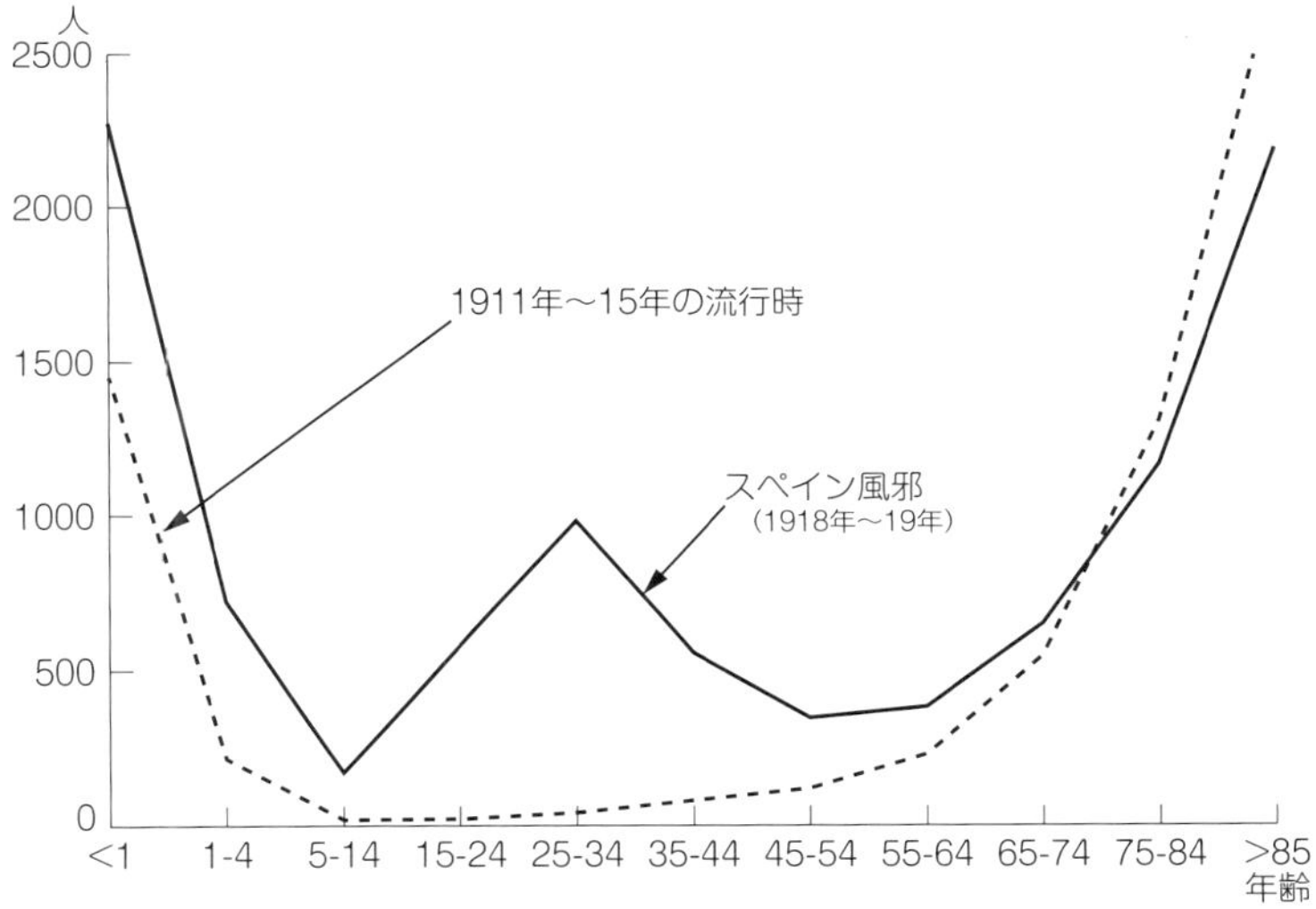

※出典：Arch Virol 2005［Suppl］19：101

養老　ああ、通常とは違って、死亡率のグラフがW型になる。

近藤　そうです。インフルエンザは通常は乳幼児と高齢者が犠牲になることが多いのに、このスペイン風邪はなぜか壮年期の人が多く犠牲になったんですね。それでグラフが特殊な形になる。

それはこの時のインフルエンザ・ウイルスが特殊なタイプだったから、と説明されることが多いんですが、当時のデータを調査した人がいます。そうすると、この時はアスピリンを大量に使ったのが原因だったことがわかった。

これは相当、説得力があります。当時は何にでもアスピリンを使ったんですね。一九〇〇年頃にドイツで発明されたので、ドイツに特許がありましたが、鎮痛・解熱剤として爆発的に使われるようになると、第一次世界大戦の時に、イギリスやアメリカで敵国ドイツの特許を無視して大量生産されるようになった。特に、米軍で使われたアスピリンの量は今ふり返るとすさまじく、健康な人でも中毒になるほどの量が投与されていた。

インフルエンザにかかって弱っているところへ、中毒になるほどのアスピリンを飲めば、それは壮年期の兵士でもバタバタ死ぬでしょう。

もう一つの根拠は、当時スペイン風邪の真っ最中に、アメリカの大学病院でも教授クラスの人たちが、アスピリンをまったく使わない伝統医療のホメオパシーなどを行っていた。その人たちが診たスペイン風邪患者は一人も死ななかった、という報告もある。だから、壮年期の死者が増えたのは薬の影響と判断して良いと思いますが、これを認めてしまうとインフルエンザが怖いということにならない。それで、この説はなかなか広まらないんですよ。

養老　僕もその説は聞いたことがあったな。

近藤　インフルエンザは日本で戦後に一時、消滅しそうになったんですよ。年間数十万人もが発症する時期が続いたけれど、一九九〇年代まではがくんと減った。

つまり昔は、高熱や全身の関節痛などインフルエンザ特有の症状が出た場合にそう診断していました。それが、戦後の復興による栄養状態の改善などの影響でしょう、特有の症状を出す人が激減し、九〇年代には年間一万人程度になった。

ところがその後、鼻に綿棒を入れてウイルスを検出する検査キットが導入されるやいなや、インフルエンザの患者数が激増しました。軽い風邪かな、と思って病院に行くと、検査されてインフルエンザだと言われる。最近は熱が出ないインフルエンザというのが流行って、平熱なのに出社停止になったりしている。

こういう**検査でしかわからないものを「隠れインフルエンザ」と言いますが、インフルエンザの統計に入れられる**ので、患者数が今年は百万人だ、二百万人だという騒ぎになる。**これは医薬業界にとっては願ってもないこと**。インフルエンザが騒がれるほど、効かないのに危険なワクチンや抗ウイルス薬を求める人がふえますからね。

昔はインフルエンザではなく、流感、つまり流行性感冒と言ったことを思い出すべきです。風邪症状があった場合、それは隠れインフルエンザかもしれないけど、病院には行かず、体調が許せば仕事や家事をしているのが一番です。

水道水の消毒で女性の平均寿命は延びた

近藤　養老先生のお父さまは、結核で亡くなったんですよね。やっぱり栄養状態の問題ですか。

養老　戦争中でしたけれど、三菱商事の金属部門にいて、当時は異常に忙しい部署だったんです。戦争用の資材を集めるのに走り回って、具合が悪くなったみたいですね。

近藤　戦争が終わったら、ＢＣＧも結核予防もまだ広がらない時代に、ドーンと一気に結核の死亡率が下がりましたね。あれは本当に凄まじい下がり方です。

養老　一番大きいのは、社会のインフラです。僕の高校の後輩で、建設省の河川局長をしていた竹村公太郎というのが調べて、僕のところに書いてきたんですが、日本の女性の平均寿命がいつから延びだしたかを統計上で調べると、大正八年ないし九年からということが分かる。その頃に何が起こったかと言うと、当時東京市長だった後藤新平が水道の塩素消毒を始めるんですね。それで、新生児の死亡率も幼児死亡率も急に下がり始めた。水道の水がきれいになって、**疫痢や赤痢を起こさなくなったから子どもが死ななくなって、お母さんが楽になった。そのおかげで女性の平均寿命が延びたんですね。医者のおかげじゃない（笑）**。

つまり公衆衛生なんですよ。だって僕が東大医学部でインターンの時に使っていたのは、奄美大島なら蛇口から魚が出てくるような水道ですよ。

僕の母方の祖父母は、神奈川県の相模原にいたんです。あそこも戦争中から戦後までずっと水道がなくて、山から水を引いていましたからね。祖父は村山貯水池を作った官僚でしたが、自分の住んでいるところには水道が無かった。終戦直後に赤痢が流行って、じいさんばあさんが死にました。子どもは疫痢と言っていましたけど、僕もなりました。当時は命を取られるような大変な病気でしたよ。

近藤　戦後ですか。僕の一つ上の姉も疫痢で亡くなりました。まだまだ栄養状態も悪くて、親父は開業医だったけれども、助けることができなかった。

養老　**インフラが整備されているかどうかで、統計的にも死亡率はえらく違う**んですよ。

近藤　まあ、こういう話を人はあまり聞いてくれない。

養老　全然聞いていませんよ。だって僕は医学部で教えていたでしょ。水道のおかげで死亡率が下がったと言うと、医者には評判が悪い（笑）。聞いても聞いていないフリをしますよ。普通は俺のおかげだと思いたいから。

はしかも天然痘も結核も、生活環境の改善で減った

近藤　はしかも同様に、歴史的に大変な病気だった時代があるんです。江戸時代の将軍綱吉もはしかで死んでいる。はしかと天然痘というのは、日本に定期的に入ってきてしまうんですね。ただ、**死ぬところまで行くというのも結局、栄養状態が悪かったから**ですね。

結核は、実は昔はあまり流行らなかったんです。小さい集団で暮らしていると、結核にか

図４　英国での結核の死亡率とＢＣＧワクチンの導入時期　100万人あたり

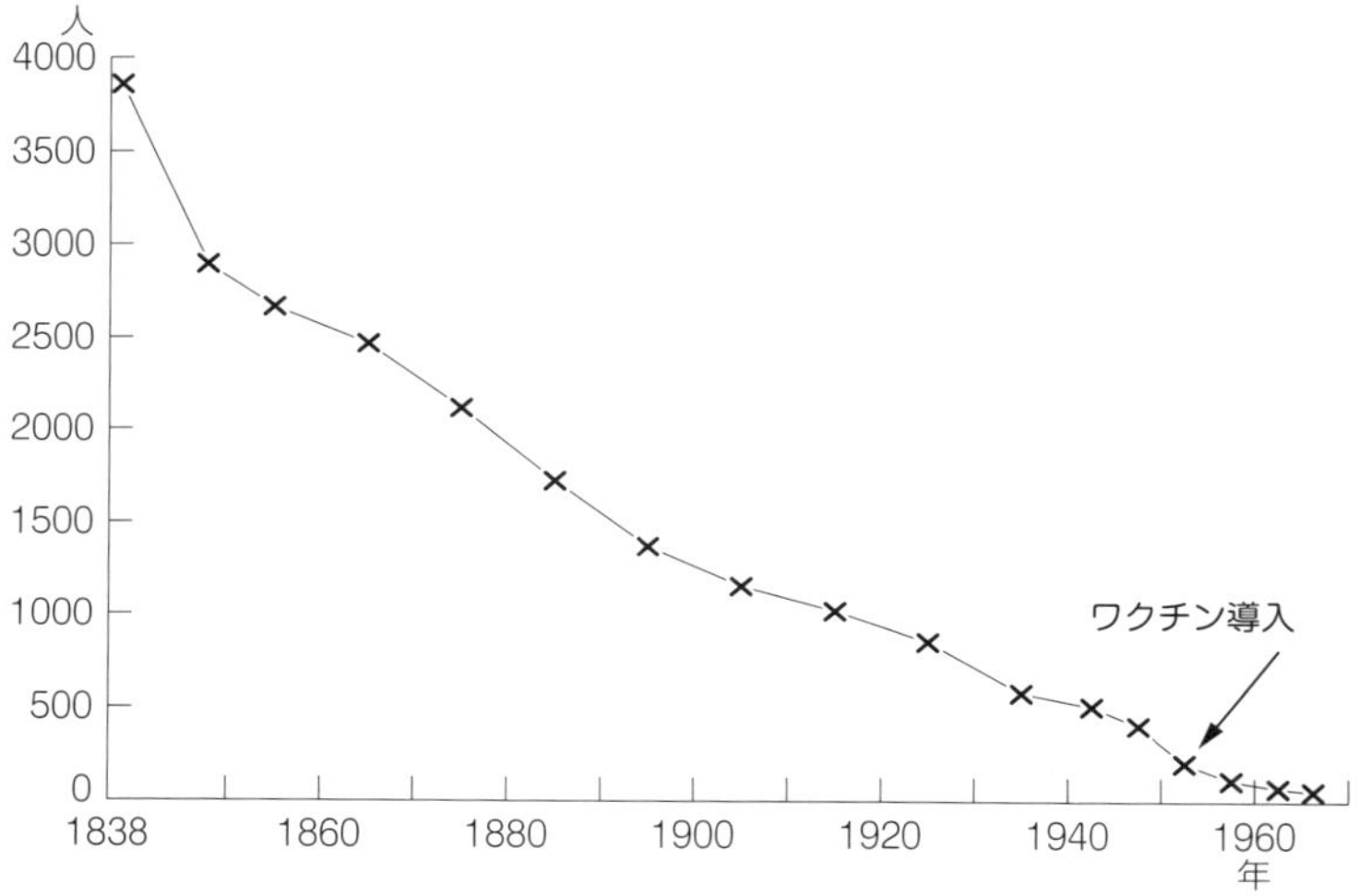

※出典：『The role of medicine』Basil Blackwell, 1979

かるリスクがあまり無い。おそらく、狩猟採集社会では結核は流行しなかったと思う。都市化が進むに従って流行するようになったんですね。

たとえば、イギリスで産業革命が起こって、都市に人が大勢流入してくると、劣悪な生活・労働環境のため、ひどい流行が起こった。百万人につき四千人くらいが毎年結核で死んでいたんです。

養老　僕の父は十人兄弟でしたが、そのうち六人が結核で亡くなりました。父の田舎は北陸で、冬場に雪で閉じ込められちゃうんです。そういうところに開放性の患者が一人いると、あっという間に流行する。だから、母方の祖母が亡くなった時には、お葬式に父の兄弟は四人しか行けなかった。

近藤　核家族化が進んで、結核もうつるリスクが減ったということですよね。

養老　そうですね、それは減ったに違いない。僕は小さい時からツベルクリン反応があまり出なかった。

近藤　僕は偽陽性くらいですね。それで親父がまた神経質で、抗結核薬を飲まされて。あれは迷惑だったなあ。僕は親父を反面教師にして育ったところがあります。

でも、今はもう時代が変わって、**日本では戦後になってから新しくかかる人はほとんどいない**。はしかも天然痘も結核も、インフラの整備と栄養状態の改善でほとんどなくなったんです。つまり、かつては病気だった、ということですね。

ここで、病気とは何か、を考えてみよう

がんが病気とは限らない

近藤　病気とは何か、ということをちょっと調べてみたんだけれど、辞書にはこうあるんです。「生理状態が異常で生体の機能が正常ではないこと」。正常・異常という言葉で定義している。でも、これでは何だかわからない。うっかりすると、ちょっとしたことで病気にされてしまう。それで、新しい定義を考えてみました。

「生活の質がかなり落ちる重大な異常があって、しかも自然治癒に期待できないこと」という定義にしたらどうだろうか。そうすると、いまは病気だと考えられているほとんどのことが、ふるい落とされます。インフルエンザも風邪も自然治癒するから病気ではなくなる。数値だけで判断する生活習慣病もすべて病気ではなくなる。

養老　僕はもう少し違うことを若い時に考えた。「本人が苦痛を感じている状況」。でも、そうすると躁病は入らないんだよ（笑）。本人はまったく苦痛を感じていないから。だから、それに、「周りが迷惑している状況」というのを加えなければならない。

本人だけが自分を病気だと思っているケースは、たくさんありますからね。周りが「あんたは病気じゃないよ」と言うのに病気だと言い張るようなことは、モリエールの「気で病む男」ではないけれど、昔からある。ヒポコンデリーと呼びますが、インテリに多いですよね。

近藤　もう少し具体的に言うと、ホルモンの異常はホルモンを足してやったりすると良くなるわけ。そういうのは病気と言ってもいいかな、とは思う。たとえば甲状腺のホルモンが減少した橋本病は、ホルモンを補充すると症状が緩和される。

養老　放っておいたら悪くなりますからね。糖尿病だって膵臓《すいぞう》から分泌されるインスリンというホルモンを外部から投与しないと悪化する。

近藤　それは**人間の身体が出しているものを抽出して、精製して使っているから効く**んですね。インスリンを発見した人はノーベル賞を取っている。だけど、分野が違えば、状況もことなります。

がんの場合は、ほとんどの人が病気だと思っているでしょう。末期になって見つかって、痛い苦しいという状態なら、病気と言っていいと思います。

でも、検査して進行がんが見つかって、それを放っておいても自己治癒可能性がない、と思うのは間違いなのね。**転移したがんの場合でも、自然に治癒したという報告論文はけっこう多い。**僕が診てきた中でも、肺転移が消えた人が三人いる。それから、**進行がんでも胃がんが小さくなって消えた人が何人かいる。**

タチが悪いと思われているスキルス胃がんでも、放っておくと違いますね。スキルス性の胃がんの人が七年前に僕のところに相談にきて、手術すると死んじゃうからそのままにしておいた方がいいよ、と言ったことがあります。最近別のがんが見つかってまた相談に来た。でも、そのままにしておいたスキルス胃がんの方は変わりがないの。

養老　そういうことは、なぜそうなるのか、なんて考えても仕方がないですね。わからない。**がんだって生き辛いこともあるでしょうから（笑）。**

近藤　健康診断で見つかる早期がんなんてオデキだから、放っておいても死なない。それをあえて手術して今も生きているからと言って、「医療で治った」と思うのは間違いです。

ヘルペスも病気ではない

近藤　では、健康という言葉はいつできたのか。

養老　健全な精神は健全な肉体に宿る、と昔から言いますけれどね。

近藤　古代ローマの詩人ユウェナリスの詩ですが、あれは健全というより、「まとも」と訳すべきかもしれませんね。

養老　ただあれはいずれにしても、健全な精神が健全な肉体に宿ると良いが、としか言っていない（笑）。

近藤　おっしゃる通りです。問題にしているのは今日でいう身体の健康とは違って、むしろ精神のことですよね。

養老　身体がピンピンしていて健全そうでも、頭のおかしそうなのはいるよ、というだけで（笑）。僕は古い言い回しには興味があるんです。今日まで生き残っているのは、非常に意味深で面白い。解釈がいくつもあるけれど、実は時代によって一定の解釈しかできなくなってしまうものなんです。

『遺言。』（新潮新書）でも取り上げましたが、猫に小判とか、一寸の虫にも五分の魂とか、動物や昆虫にまつわるものがいろいろあります。朝三暮四などは典型で、トチの実を朝三つ、夕方四つずつサルにやったら、「少ない」と怒るから、逆にして朝四つ夕方三つにしたら喜んだ、という。目先のことに惑わされるな、という解釈が普通ですが、サルにとっては朝四つと朝三つは違う。それがサルと人間の違いそのもので、やっぱり昔の人はよく見ているなあ、と思う。

今はそこまで動物や自然を見ている人はいませんから。**昔のことわざが馬鹿げているように思えるのは、むしろこちらがバカになっているから**だと思うんです。這っても黒豆、なんて僕は大好きですから。

近藤　這っても黒豆？

養老　そう。男二人が黒い粒を前に、「これは豆だ」「いや、虫だ」と議論している。そのうち、粒が這い出すんですよ。それでも一方は「這い出した豆だ」と頑張る。こういうのは今でもよくいるよね。**目の前で何が起ころうと、頑として理屈で頑張る「左脳症候群」（笑）**。

近藤　確かによくいますね。

病気が治るということに関しては、さっきの病気の定義で言うと、ヘルペス（帯状疱疹）についてはみんなどう思ってるんだろう。ヘルペスにはノーベル賞を取った良い薬がある、とか言う人がいますが、そんなことはない。これは臨床試験がいろいろあって、結果はまちまち。効果があったという比較試験も、薬を飲んでも飲まなくても、結果に大差がない。

僕、三年くらい前にワイフが病気して入院した時に毎日病院に通っていたら、そのせいかどうかわからないけれど帯状疱疹になった。でも、自然に治った。ちょいと痛かったけど、ちょうどいいや、どのくらい痛いか実体験してみようと思って、薬を使う気は全然なかった。

だって、自分で経験してみないと、他人にもアドバイスしにくいじゃない。

養老　そういう人は少なくなりましたね。**気の持ちようで違うんですよ、病気というくらいで。**

近藤　なるほど、病気というのは気の病か。

養老　近藤先生はあんまり気が病まない方だから。

近藤　病まないことはないですが、昔「気の病」と言ったのは、不安やストレスがあって身体の調子がおかしくなる、ということですよね。後で話しますが、それは僕も経験しました。問題は、こういうものを病気と認定するかどうか、なんです。そもそも、**認定権は誰にあるのか。**

患者本人が決めればいいのに、その判断を医者に委ねるから「ヘルペスも病気だ」ということになって薬を処方されてしまう。ヘルペスが顔に出来て目にかかると失明する、と言うけれど、**実は出来てしまった時にはもう間に合わない。運の問題です。**

養老　ウイルスは共生生物ですからね。一緒に住んでいるわけだから、勝手な調子で出てくるんです。いつ、どこに出てくるのかわからない。

近藤　ヘルペスは、子どもの頃にかかった水ぼうそうウイルスが体内に残って共生する。それが免疫になっているわけですが、ストレスがかかったりすると身体の中でウイルスが活性化して、ヘルペスとして出てくるんです。ところが、今は水ぼうそうワクチンを打つでしょう。

そうすると自然の水ぼうそうにはかからないから、大人になってワクチンの免疫が切れると、かえって強いヘルペスが出てくるんじゃないか、と予想しています。

はしかもそうです。子どもの時にワクチンを打っていても、大人になってはしかにかかる人が今後は激増するでしょう。

いずれにしても、**ヘルペスなどは病気と思わず、身体の反応だと思えばいい。**

薬で風邪の熱を下げると症状が長引く

養老　と言うよりも、**病気だと思うことによって身体の状態を悪化させるんです。**

近藤　そうですね。

養老　それが一番大きいんじゃないですか。医者にかかったり薬を飲んだりすることで、自分は病気だと思う。**風邪くらいで病院に行くなと言うのは、そのことですよ。**私はまず薬も飲まない。その代わり迷惑がかかるので、家で静かにしていますけど。

近藤　風邪で薬を飲むと、かえって悪化するからね。白血球が指令してからだの体温を上げてウイルスと闘っているのに、薬で熱を下げたら症状が長引く。

養老　そう思う人は少ないけれどね。

近藤　それは、医者や製薬会社による洗脳教育の成果です。

養老　しかも、今の人はその種の辛抱ができませんからね。痛いことや辛いことは悪だと思っている。風邪の症状で辛いのは良くないから、すぐに消したい。ボタン一つ、薬一粒で消せると思っている。

近藤　それはありますね。

養老　**本当に具合が悪い時は自分でわかりますよね。そこが今の人たちはわからなくなってしまっている。経験していないからです。**風邪だってそうですよ。風邪を引いて治るまでじっと辛抱した人、今どのくらいいるんですかね。

僕は辛抱しますよ。女房は「薬を飲めば治るのに」と言って怒りますけどね。**薬を飲んで治るわけがない。まあいいんです、女房に反論はしないけど（笑）。**そうすると見事なもので、昔クリーゼと言いましたが、明け方に汗を大量にかいてね、ドーンといっぺんに熱が下がるのがよくわかります。

近藤　それだけ熱が出て、一気に下がるのは身体が若いんですよ。免疫機能が十分に働いているわけだから。

養老　その下がった時に僕、体温を測ったんですよ。34・8度でした。もともと低い方だけれど、それだけ下がる時には一気に体温が下がる。身体の自然な反応なんです。

近藤　確かに。

養老　でも、**痛い思いはしないと困るんでね**。もっと抽象的な話をすると、不安はないと困るんです。ボルネオに虫捕りに行く時、僕は不安のない奴とは一緒に行きませんよ。どこで崖から落ちるか、どこで蛇を踏むかわからないのに、不安がないガイドと出かけたら危なくてしょうがない。

生きている限り、不安はあって当たり前なんです。不安と同居できるようになるのが成熟でしょ。今は少しでも不安があったらいけない。一つの解決策を示すと、みんな「その程度では不安です」と言うでしょう。おまえさんの不安を、この世からすべて無くせって、無理だよそれは（笑）。

戦争中は、うつ病や胃潰瘍が減ったという話もあります。日本は胃潰瘍が多い国で、ストレス型の人はけっこう胃潰瘍になってしまうんだけれど、きれいにそれが消えちゃう。まあ、患者さんはいるのかもしれないけれど、「病院どころじゃない」と言っているうちに治っちゃうんですね。もともとぜいたく病というところはある。

近藤　**胃潰瘍も戦時中はなくなるというなら、病気とは何か**、という話に戻りますね。

第2章 はて、医療とは何だったか?

+ かつて、名医がいた
+ 余命宣告に律儀に従う必要なし
+ 「脳化社会」は、まず医療から始まった
+ 戦後の保険制度が「医を算術」にした

かつて、名医がいた

倒れても医療を拒否する

近藤　養老先生は煙草はまだ吸っておられるんですか。

養老　いえ、禁煙してますよ。僕は毎日三十回くらい禁煙しているんです。**夜寝ている間も禁煙中**（笑）。十二時間吸わないでいると、手に感じが出てくる。あたたかくなる。

近藤　吸わない間は血管が拡張しているんですね。吸った瞬間に手の感覚が無くなるんですか？

養老　いえ、しばらくはこの感じは残りますね。止めている間の手のあたたかい感じが、何とも言えず気持がいい。禁煙しないと味わえないからね。禁煙するには、煙草を吸わなきゃならない（笑）。

二〇一七年にイタリアに行ってね。ローマからフィレンツェへの乗り継ぎで、僕は乗継便の搭乗口に向かって空港をウロウロしていたら、猛烈な目まいが始まった。女房と娘はそのままローマに泊まるので、すでにホテルにいたんだけれど、しょうがないからホテルにいる娘に電話して、「どうも飛行機に乗れそうもない」と言ったら、救急に連絡してくれて、救急隊員が来たんですよ。それはいいんです。

ストレッチャーで救護室に運ばれて、立ち上がると吐き気がするのでじっと寝ていた。そうしたら若い医者が来て、なんとかかんとか言うから、「寝ていれば治るから、何もしなくていい」と答えたんです。しばらくしたら、紙を持ってまた来て、「ここにサインしろ」と言う。何だと思ったら、「医療を拒否する」と書いた紙だった。こっちは**目まいがしているのに、サインさせられて。医療を拒否しました**（笑）。

近藤 具合の悪い人にサインさせるというのも、本末転倒ですね。

養老 そう。こいつに何が起きても俺の責任じゃない、ということですよね。それが優先している。

近藤 今はどうだろう、アメリカでも十年、二十年前は救急で病院に運ばれて何か治療を受ける前は、インフォームド・コンセントといって、まず紙にサインさせられた。ま、患者の状況にもよるだろうけどね。

これは冗談ではなくて本当の話なんだけど、がんの検査をする時に組織を取って生検（バイオプシー）ということをやるでしょう。一九七〇年代のアメリカで、**患者さんが救急に運ばれて来ると、まずワレット・バイオプシーというのをやる。**お財布（ワレット）のチェックね。カードが入っているかどうかを調べて、支払能力があるかどうかで治療に差がつく（笑）。

あの頃からアメリカの医療はひどかった。それでも患者に医師資格があると日本人でも、病院の設備の使用料は取られますが、ドクターフィー（診察料）はタダだった。最近はせちがらくなって、ドクターフィーもバッチリ取られるからね。

アメリカに旅行するときは、なにか保険に入っていくべきです。

子どもの頃、命を助けられた

養老　でも、**医療が必要な場合ももちろんあるんです。**

僕ね、二歳でヘルニアかんとんをやっているんですよ。幼児に起こる症状で、腸が出てひっこまなくなる。大人が気づかないでいると重症化して命に関わりますが、たまたま母が小児科の医者だったから、外来で鼠径《そけい》部を手術して、まあ簡単に済みました。

ところがね、小学校に上がった七歳の頃、手術の五年後ですが、どうも調子が悪くなった。当時は戦争中で、僕は看護婦さんと二人で箱根の別荘にやられていて、母は忙しいので一月くらい遅れて来た。それでやっと**母が気づいたんです。「お腹の痛い子どもの歩き方をしている」と**。東大の脳神経外科の最初の教授になった清水健太郎先生が、当時まだ助教授だったんですが、診てもらったら、「あ、これは膿瘍《のうよう》だ、腹腔《ふくくう》膿瘍」と言われた。膿《うみ》が溜まった状態ですね。

ヘルニアの手術をした時の手術糸にブドウ球菌が付いていて、それが五年経ってお腹の中で、相当大きな膿瘍に育っていた。それで、僕は戦争中に東大病院で手術を受けたんです。よく覚えていますよ。そこまではいいんです。無事に済んだ。

ところが、さらに続きがあって、もう少し経った小学生の頃、今度は、朝起きる時に目やにがひどくて目が開かない。これを今度は同じ東大出身で眼科の長谷川先生という方に診ていただいた。**当時の先生方は名医が多いんです。これはブドウ球菌のアレルギーだ、とたちまち見抜いた**。

それで、当時は伝研と言った伝染病研究所、今の医科研でトキソイドを作っているから、それを注射して下さい、と言われた。トキソイドは一日しかもたないから、というので、看護婦さんが取りに行ってくれた。僕は覚えていないんだけれども、それで治ったんです。

近藤　それはみなさん名医じゃないですか。たいした診断機器もない時代に、臨床診断だけで正解に達している。

養老　はい。僕が覚えているのは、百ccの注射器で腹腔の膿を引いたら、注射器が一杯になりましたからね。それだけの膿があると、身体の免疫機能は待ち構えていて膿と闘っていたわけです。それが急に膿がなくなったら、免疫機能は過剰反応を起こして空回りしてしまう。それで目にアレルギー反応が出た、というわけなんです。

近藤　免疫機能は時として、自分の身体にもワルサをする。自己免疫疾患ですよね。

養老　おかげで、僕はそれから意外と丈夫になりました。もし、膿瘍がお腹の中で破れたらアウトでしたね。最後の段階では急激に大きくなっていたかもしれない。わからないですよ、長いことかかって大きくなっているので。

近藤　危ないところだったかもしれないですね。治療は、膿を抜いただけですか。

養老　そう。危ないね、あれは（笑）。針が少しでも腹腔に抜けたらアウトですから。まあ、膿瘍が大きかったから注射針も刺しやすいですが、身体の外に洩れる分には良くても、少しでも身体の中に膿が洩れたらアウトです。よくやったよな、と思います。抗生物質ができるのはそれから後ですから、**当時はリバノールの黄色いガーゼを入れて、中から治っていくのを待つ。傷は空けたままにしておくんです**。だから、昔の手術痕は大きかった。

近藤　僕も子どもの頃、太ももに膿瘍ができて膿が出た時、親父はそういうやり方で治しました。黄色いガーゼ、なつかしいな。

養老　今は感染が怖くないから、むしろそのやり方でも大丈夫ですよ。

患者に既往歴を訊かない医者が増えた

養老　京都大学の上山春平先生と対談をしたことがあるんです。寒い時期に京都の法蔵館という出版社でやりましたが、上山さんが前日まで京大病院に入院しておられて、本当なら来られなかったところを来て下さった。

開口一番、「現代の医療は大したもんですな」と言うから、「どうしたんですか」と聞いたら、**おしっこが出なくなって京大病院に入院したら、「これは首が悪い」と言われて、首の手当てをした。そうしたらおしっこが出るようになった**、と言うんです。対談が始まって一時間くらいの間、全然別の話をしていたら、突然、「あ、あれだ！」と上山さんが言った。「何があれですか？」と聞いたら思い出話になって、「実は私は特攻隊の生き残りだ」と言う。

同僚は死んでしまったのに、自分は終戦で助かった。申し訳ないという思いで首をくった。しかも一回目は失敗して二度やった、あれで首を痛めたのだ、と言う。

その話が、現代の医学を象徴していると思うんですね。

今の医学というのは、ただいま現在の状況を輪切りにして、あそこが出ている、ここが引っ込んでいる、という話しかしない。それを調整すれば、現在の状況は改善できるんです。それは一つのやり方ですね。

でも、もう一つやり方はあるんです。上山さん自身がただ今現在どうしてこうなったか、という人間の身体の歴史があるわけです。上山さんは歴史学者だから、ずーっと気になっていた。その答えが出たんですね。

昔の医者は、「既往歴を訊け」と叩きこまれたんですよ。**おじいさん、おばあさんにまでさかのぼって、**僕のさっきの話じゃないけれども、**これまでにどんな病気をしたか、それを聞くのが当たり前だったん**です。

今は非常に簡単ですよ。以前は時々CTを撮っていたんですが、必ず「軽い肺気腫がありますね」と言われる。その時に、ある若い医者が独り言を言いました。「まあ、煙草を吸うから仕方がない」とね。バカ、と思った（笑）。

僕は小児ぜんそくがひどくて相当繰り返したから、それで軽い肺気腫になっていても不思議はないんです。今の医者は以前のことを絶対に聞かない。簡単に「煙草を吸っているから肺気腫ですね」と、ただいま現在の話で終わる。

近藤　たいがいの医師たちは、昔のことには関心もないですね。でも**内科的な疾患は、訓練をつめば患者さんの話を聞いただけで8割以上は見当がつく**というし、身体の歴史を遡って考えるのは有益でしょう。

養老　そのわりに、歴史ブームとかで、歴史の本はよく読まれていますよね。だからと言って**自分自身や身近な物事について、さかのぼって考えるという発想はない**んです。現在の自分はこれまでの人生の結論だ、という視点はないですよね。

それは、会社というシステムに所属すると、そうなってしまう。ただいま現在の断面で、「あいつがどうの」「こいつがどうの」と言うだけ。時々、古い話から始めると若い人は嫌な顔をする（笑）。

近藤　お互いにゆっくり話をする場も無くなってきていますよね。

養老　そう、そのことと今の医療や社会の状況は関係があると思いますね。ここの土地は実は昔からこういう土地で、と考えないから、豪雨でやられるでしょう。たぶん、あれは住んではいけない場所に住んでいるのではないですか。

近藤　昔は人が住まなかった山の際まで開発して住宅地にしていますからね。

養老　常総市で二、三年前に水の被害があったでしょう。あそこは昔「水街道」と言ったんですよ。昔のことを知っておく必要はあるんです。

床屋外科と瀉血《しゃけつ》の真相

近藤　では、ちょっと医療の歴史をさかのぼってみると、**外科医というのは、昔からとんでもないことばかりしていたんですね**（笑）。西洋では昔は床屋が外科的処置をしていて、内科医より一段低く見られていたんですが、『アラブが見た十字軍』（ちくま学芸文庫）という本があるんです。その中にこんな話がある。

フランク、つまり今のフランスの辺りから来たある騎士が、足に傷を負って、アラブの医者が頼まれて治療したら、だんだん良くなってきた。そこに西洋の医者が来て、**「君は二本の足で死ぬのと、一本足になって生きるのと、どちらがいいか」**と聞いた。フランクの騎士が、「一本でも生きていた方がいい」と答えたら、斧を持ってきて、いきなりバン、と足を一本切った。即死です。

それから、ある肺病の人がいて、アラブの医者が食事療法を施して少し良くなっていたところ、そこにまた西洋の医者が来ていろいろやってね。最終的に、「これは頭の中に悪魔が入っている」という結論になった。それで、頭皮を十字に切り開いて塩をもみこんで、結局、その患者さんは死んじゃった。中世の話だけどね。

もっと普遍的に行われていた治療に瀉血《しゃけつ》というのがあって、これは血を抜くんです。**ある時期まではもう、何でも瀉血だったのね。**アメリカの南北戦争で兵隊がケガをして出血すると、その治療も瀉血（笑）。

養老　ハハハ。

近藤　ジョージ・ワシントンも瀉血の信奉者で、自身が肺炎になったとき、瀉血を命じて死んでいる。

養老　瀉血はね、実は最近になって、やっとある程度は意味があったとわかったんです。鉄の吸収が非常にいい人がいて、この人たちは中年をすぎると肝臓や脳に、ヘモグロビンの構成要素の一つである鉄が溜まる。日本にはあまりいませんが、遺伝的にそういう人がいるんです。

そのくらい鉄の吸収が早いと、身体の中で細菌も増えにくい。大陸には時々、急性伝染病が流行るでしょ。ああいう時におそらくそういう体質の人は強いんですね。ペスト菌とかが必要な鉄分を、先に人体が吸収しちゃう。だから、大陸では遺伝子が残りやすかった。

ところが、四十歳とか五十歳になると、身体に鉄が溜まってきちゃうんですね。それが原因で死ぬこともあるんですが、子どもを残すという意味では四十歳くらいまで生きれば十分だから、遺伝的には残っていく。**その病気の人は、なんと血を抜かれると気持ちがいいんで**

す。**しかも、抜くことが身体にもいいん**ですよ。だから一部の患者さんには向いていた治療法なんです。

近藤　ごく一部には良かったんですね。もう一つの意味としては、修道院などで行っていた瀉血は、血を抜くと意識がふわっとなって神様に近づいたような気がする。

養老　僕の禁煙みたいなもんですよ（笑）。さっきの瀉血の話は本で読んだんですが、書いた人がその体質を持った人だった。

だから、**まさに医療はケース・バイ・ケースなので、外から見て変に見えても、その人がいいと言えば、いい**ような場合もあったんだと思う。

近藤　だからこそ、既往歴も知らない医者が出てきてマニュアルに従って診療するような今の医療は間違いが多くなる。

身体は自分で勝手に治る

近藤　東洋医学では身体の一部ではなくて全体を診てくれる、という人もいるんだけれども、そこまでいくとちょっとね。

養老　詐欺に近い（笑）。

近藤　どうも僕も最近は養老化が進んで（笑）、養老先生のおっしゃる「脳化社会」論者になりつつあるんです。確かに人間の脳の発達が進むと「意識」が前面に出過ぎるようになって、身体感覚を失いつつある。「東洋医学は身体全体を診る」と考えるかどうかも、「意識の問題に過ぎない」という結論になってしまうんですね。**もともと身体の免疫機能などは、意識とは関係なく身体全体を見ていますから**。

養老　そうそう。神経系はその典型でね、どこを針で刺したって痛みはあるでしょ。それは脳だけで痛みを感じているわけじゃないので、そんなことは当たり前なんですけどね。

近藤　医療に関して言えば、**「自分で治る」という考え方を教わっていない**でしょ。そもそも、身体が治るというのは、自分で治るんです。それ以外には何もない。

養老　がんの手術をしたから治った、というのは違うんです。**手術をした後に身体が勝手に治っているん**ですよ。

近藤　がんを取った後に消化管をつなげる場合、それを必死でつなげているのは自分の身体の細胞ですからね。医療は傷口を縫ってお手伝いしているだけ。

養老　抗生物質を飲むのだって、それで細菌が増えなくなった後、身体が勝手に自分を治しているんです。

近藤　そうですね。治るきっかけを与えている。

薬一個で病気は治せない

養老　病気が治るのは常に自分の身体がしていること。医療はお手伝いしているだけ。今、誰もそれがわかっていないでしょ。

近藤　**抗生物質で細菌がすべて死ぬかのように思っている人が多い**けれども、ゼロにしているのではなくて、一定程度減らしているだけ。少し減らすと、待ち構えていた人間の免疫システムが働きやすくなるわけです。その免疫システムが最終的にすべてを殺してくれる。だから、**抗生物質はあくまでも免疫システムのお手伝い**なんです。

そのお手伝いにしてもね、最近は効かなくなってきてしまって、もうバクテリア（細菌）の抵抗力、薬剤抵抗性たるや凄いですよ。

養老　細菌が薬剤にたいして免疫を持ってしまうんですね。

近藤　ペニシリンが最初に導入された時には、本当によく効いたと思うんですよ。大部分の感染症は一回の投与で治ったんじゃないかな。性行為感染症の梅毒は、最近また流行していますが、これは初期なら今でもペニシリンの注射一回で治る。ただ注射だとペニシリンショックが怖いからでしょう、ふつうは経口薬を何日も飲ませるようです。

話を戻すと、**たいていの細菌は、抗生物質がすぐに効かなくなる**。それで次の抗生物質、その次、とやっているわけですが、新しい抗生物質の開発がいよいよどん詰まりになっている。**やっぱり細菌の方が賢いのね、三十八億年の歴史を背負っているから**。抗生物質なんて出来てからたかだか数十年です。

養老　俺たちがそんな新参者に負けてたまるか、とね（笑）。

近藤　抗生物質もうまく当たると今でも効きますよ。でも、昔よりも効く率が減っている。

養老　相手が単純な生物ならそれでいいですけどね。人間みたいにややこしいものが、薬一個で何とかなるわけがない。

近藤　細菌そのものも、決して単純ではないんですよ。薬一つで治るはず、という現代人の信仰は根強いです。

養老　そりゃ、薬を売らなきゃいけないから（笑）。

放っておけば治るものと老化現象に薬を使う

近藤　**それでも細菌感染はまだ薬で治る方です**。それ以外のものは、もうね（笑）。薬を飲んで治る、とする考えには二つの問題があると思うんです。一つは、放っておいても自然によくなるものに薬を与えて「治った」と言っている。風邪やインフルエンザが典型ですが、薬で免疫システムがかく乱されて治りが遅れたり死ぬ人もいる、というのが実際のところです。

食中毒の大腸菌O《オー》157もそうですね。細菌感染だから抗生物質、というのが普通の考え方ですが、抗生物質で大腸菌が死ぬときに細菌内のベロ毒素が流れ出て、かえって死亡率が高くなることがある。それで**欧米ではO157にはなるべく抗生物質を使うな、という話になっている**のですが、日本はこの点かなり無頓着です。

もう一つは、病気ではなく老化現象なのに薬を使う。これもかえって状態を悪くする。糖尿病、高脂血症、高血圧、すべて薬をしっかり使った方が平均的には早死にしている。ただ、一人ひとりを見ていると、その人の死因が薬なのか、老化のせいかわからないですよね。しかも、**統計を取る時にインチキな操作が入る**。

なぜ真実に触れられるかというと、医者や製薬会社が油断している時に書いて出版された論文データが散見されるから。そういう素直な論文が一番信じられると思うんです。

だけど、さっきの高血圧を治療すると3割死亡率が上がる、なんていう論文は決して「ニューイングランド・ジャーナル」のような一流医学雑誌には載らない。もっと二流、三流の雑誌に載る。

それでも**医者たちが不都合な研究成果をなぜ載せるのかと言うと、それも欲なんでしょう。**出版しなければわからないのに、自分たちが実行した試験研究だから形にしたいという欲ね。実際、**老化現象を薬で何とかしようというのは、秦の始皇帝以来うまくいったためしがない。**

養老　学生の頃にある先生が、「病気なんか治らねえよ。怪我したって跡が残るだろう」と言うのを聞いた。言われてみたらそうで、それだけ**歴史的なものを人間は背負っているわけです。**

意識は身体の従僕に過ぎない

養老　僕はね、小さいがんなんていくつあっても、知らないよ。身体《あなた》任せだもの。基本的にそれがあるんです。**今の人たちは、自分で自分の身体を何とかできると思っている。僕は「できない」と思っているんですよ。**何のために解剖をやってきたかと言えば、人体なんてものは理解できないと知るためですよ。

近藤　人間の身体は、地球上に生命が誕生してからの三十八億年の歴史を背負っているのね。その間、さまざまに変化して、いろんな微調整を繰り返して、ここまで来たわけですよ。

その身体の働きというのは想像を絶するくらい精密で、フィードバックがかかっていて、頭で何か考えなくても日々快適な暮らしを保証してくれている。**いま我々に意識があって物を考えることができるのも、養老先生流に言えば身体がそうしているの**で、その意識が身体を変えようなんて考えるのは、おこがましいんですよ。

養老　**今は意識が身体より上だと思っている人が多いんですよね**。でも、寝たり起きたりする時のことを考えたらわかるはずなんです。意識して身体を眠らせることはできないでしょ。起きる時も、自然と意識が戻る。誰がそれをやっているのか。

近藤　寝るときに「寝なければいけない」と意識すると、かえって眠れなくなりますよね。その意識が強迫観念になる。今でも未開の地域で狩猟採集の生活をする人たちは、不眠などなくて、すぐに寝られるんですよ。民族によっては、夜中になるべく寝ないという人たちもいます。二時間くらいしか寝ないでずっと喋っていたりする。でも、それは文化的な問題だと思います。夜中にぐっすり寝ちゃうとジャガーが襲ってくるからかもしれない。いずれにせよ、不眠症という問題ではない。

養老　そうなんです。

近藤　もう少し別の言葉で繰り返すと、身体は王様で、意識は王様に作られた従僕に過ぎない。身体なければ意識なし。なのに、意識が人間の身体を支配しようとするようになった。

養老　**ある時から意識が自分は主人だと勘違いし始めた**んですね。「お前は俺の言うことを聞け」と、しょっちゅう身体に対して威張るようになってしまった。それはどのくらい信用できる話なのか、と僕は昔から不思議に思っていたんです。

よく考えてみると、**生まれてきた最初の意識は無いんですよ。いつの間にか意識を持つようになって、それがいつか、ということすらわからない**。それなのに、身体に対して「もっと健康になれ」とか、死ぬという時になって「こんな死に方は嫌だ」とか言うのはおかしいでしょう。いつから意識が主人公になったんだよ、と思う。

近藤　本当にそうですね。

余命宣告に律儀に従う必要なし

医者が平気で「このままでは死ぬよ」と脅す

養老　昨日ね、家族が見ているテレビ番組を見るともなく見ていたら、びっくりした。お医者さんが出ていて、出演者のコレステロール値が高いと言って、「あなた、このままでは心筋梗塞か脳卒中で死ぬよ」と言うんです。これ、完全な脅しでしょう。**脅しを脅しと思わずに医者が使っている。これは職業倫理に反します**。そもそも、あんなことを言っていいんですか。

近藤　ひどいですねぇ。人に範をたれるべき医師であるのに、品性と知識が欠けている。でも今はそういう医者が圧倒的な多数派ですから。事実は、男性はコレステロール値が高い方が長生きする。女性は高くても低くても死亡率とは関係ない。

養老　しかも、そういった数値はあくまでも統計だから、その人の身体に当てはまるかどうかはわからない。

若い頃に読んで、なるほどなと思った話があるんです。医者が「あなたの病気の診断がやっとつきましたよ。この病気は百人のうち九十九人が亡くなります」と言うと、患者は真っ青になる。そこで医者が「だけど、あなたは助かります」と言うから、「え、どうしてですか?」と聞いたら、「私がこの病気だと診断したのは今まで九十九人いて、みんな死にました。あなたは百人目です」(笑)。

統計はあくまでも統計で、それが自分とどう関係するか、という話が今はまったくないんですよ。本人抜きで話が進むからね。データさえあれば本人は要らない。それで、データの方から本人を規制しようとするから頭にくるんです。俺と関係ないだろう、そんな話は!と思う。

近藤　同感です。それに本人のデータは、身体が時々刻々、一所懸命に調節した結果であって、その時点での最適値ですからね。

余命の宣告はウソばかり

養老　日本人の場合、学問を尊敬するのはいいけれど、「はい、そうですか」と真面目に医者の言うことを聞きすぎる。がんなんか、典型的でしょう。あなたはあと、どのくらい生きます、なんて医者が患者に言うのはとんでもない、と僕はいつも言うんです。そんなもん、神様でもないのにわかるはずがない。

でも、**日本人に「あなたはあと半年です」と言うと、みんなちゃんと半年で死にますよね。**そのくらい日本人は律儀でしょう。「エライ先生がそう言ったんだから」と信じる方が当たり前（笑）。

近藤 余命を医者に言われて気にする人は多いですよね。

養老 アメリカ人はたいてい逆です。本当にそういう人がいたんですよ。**「あと半年です」と言われて、「このヤブ医者！」と怒って病院を出て行っちゃった。その後七年半生きた**（笑）。なにくそ、と思ったんだろうから、半年と言われて良かったんだね、この人の場合は。

近藤 いま余命というのは、患者さんを脅す最大の武器になっています。僕はセカンドオピニオン外来開設以来、六年間で八千人以上の相談を受けたんですが、患者さんが「余命は？」と医者に聞いた場合、必ずといっていいほど、あり得ないような短いことを言われている。必ずウソです。ピンピンしているのに、「あと三ヵ月です」と言われたり。

養老 僕の後輩の末期医療の放射線科医が、「先生の頃の余命はせいぜい一年と言っていたんじゃないですか」と聞くから、「そうだよ」と答えると、「今は六ヵ月です」と言う。なぜかと言えば、「一年と言って六ヵ月で死んだら医者が悪いみたいじゃないですか。だから短めに言うんです。最近は六ヵ月が三ヵ月になって、そのうち明日と言うようになりますよ」だって。

言わなきゃいいんですよ、そんなこと。僕らの頃は告知もせず余命も言いませんでした。余計なお世話だったんです。

近藤　なぜ最近の医者が余命宣告をするようになったかと言うと、元気で症状がない段階で健診などでがんが見つかることが増えたのも一因です。昔は末期で、痛い苦しいという状態で病院に初めて来ますから、そりゃあもう何らかの処置をしないと仕方がない。

たとえば、怪我をして病院に来ている人でも、「予後はどのくらいでどうなりますか」なんて真っ先に聞くことはない。**痛い時はみんな素直に治療を受けるから、救急外来で脅しの文句は出ないい**んです。

ところが、**最近は検査で健康そのものの人から小さながんが見つかる**わけだ。自分はこんなに元気なのに、なぜ手術？　抗がん剤は本当に打たなきゃいけないの？　という質問になる。

ここで医者の顔色が変わって、「あんたは余命六ヵ月だ」という脅しが出るんです。本当にウソが多いんだ。

この前僕のところへ来た人は、健康診断で胸腔内に六センチの腫瘤が見つかったけど、誰が見ても良性の腫瘍。ところががん研や順天堂の外科に回されたら、どちらも「これは放っておくと大変なことになる。一年で心臓を圧迫する」などと言われた。けれども、心臓からずいぶん離れたところにあるし、繰り返しますが良性の腫瘍なんです。

一年間で二十センチになれば、それは圧迫するかもしれないけれども、そういうことは現実的にあり得ない。**そういうウソを主任教授が平気で言う**。日本の医療も凄い世界になってきたな、と思いました。**もちろん、ウソだとわかっていて言うんですよ**。診察室に同席している下っ端の医師たちはどういう思いで聞いているんだろう。

患者が死ぬのを見たことがない医者

養老　昔は、石灰化して何十センチにもなっている卵巣腫瘍なんていうのを抱えている人がいましたよ。僕が知っているケースでは、腫瘍が十キロ以上あったと思います。身体の中にある分には、別に持っていてもいいんですよ。まあ、取ったらラクになったとは思いますけど、手術をするからにはリスクもある。今の人は「これを取ったらどうなる?」と、もう一つ先を意外と考えないいんです。

近藤　余命と言われちゃうと、一般の人は先があるとはなかなか思えないですよね。

この前来た患者さんはね、都内の大きな総合病院の消化器内科で、放っておくとあと半年で死ぬとか言われて、僕のところへ来たんですよ。「このデータからすると、そんなにすぐには死にませんよ」と僕は言ったんだけれど、患者さんが言うんです。自分の担当になった医者が、**医学部を卒業してから四年は経っているのに、患者さんが死ぬところを一度も見たことがない、と告白した**と。今やそういう医者たちがん治療をしている。もう、ほとんどバーチャル（仮想現実）の世界ですよ。

養老　一度も見たことがないのに、平気で余命を告げちゃう。

近藤　そう、今の日本の医療の劣化はひどいです。がんセンターでも大学病院でも同じですが、抗がん剤も外来で打つのが主流になっているから、苦しむところはあまり見ない。

手術して、抗がん剤を打って、そうして末期になって死にそうになると、診療費が下がるから、追い出してしまう。ホスピスは簡単に入れないと言っても、在宅ホスピスもあるし、もっと小さい病院に移したりもする。そうすると**医者は、自分の治療した患者が苦しんで死んでいくところを見なくて済むから、同情心も湧かない**んですよ。

養老　この前、自分の当直の時に患者さんが亡くなるのが嫌だから、と前もって点滴で殺しちゃっていた看護師が逮捕されましたけど、あれは人を殺す動機としては何とも言えない理由でしたね。

近藤　養老先生の「脳化社会」が行きつくところまで行ったということですかね。自分の周りはなるべく綺麗な環境にしておきたい、と先回りする。もう一つは、医者たちに患者たちに対する共感や同情心が薄いんです。それどころか、自分たちとは違った人種だ、というような感情すらある。

脳と社会集団のサイズは比例する

近藤　最近は、本当に人間の共感性が薄くなってきている気がします。

共感が湧かないというのは、社会が大きくなったせいかな。おそらくサルからホモサピエンスになった昔から、人間は小さな社会で生きてきたと思うんです。五十人から百人くらいまでかな。その辺までは仲がいいけど、その外側にいる人たちには攻撃したりもする。

自分たちの殻にこもって、ここからここまでは自分の仲間だけど、それ以外は違う人たちでどうでもいい、という受け取り方の回路が脳の中にあるんじゃないかと思うんです。どうでしょう。

養老　脳みそのことで言えば、いろんな種類のサルを調べて、脳の大きさと何が比例するかを調べた人がいます。これが見事に、その種が作る集団のサイズに比例する。つまり、集団のサイズが大きいサルほど、脳が大きいんです。脳の大きさはもちろん体重で補正しますが、綺麗に比例したグラフができる。

そうすると、人間の脳の大きさはわかっていますから、**人間が作る適正な集団の数が一応、想像できる**わけです。ダンバーという人の研究で、**「ダンバー数」と言いますが、これが一五〇人なんです**。構成メンバーがこれより多くなればなるほど、社会生活は面倒くさくなる(笑)。

だから、人の脳は社会が発達するに従って大きくなってきた、と言えるんですね。遺伝子があなってこうなって、という別の角度からの見方も、もちろんあります。ただ、サルの仲間として考えると、社会生活を営むグループが大きくなるにつれ、その必要に応じて脳が発達した、と言える。会社なんかも一五〇人を超えると、社長は全員の名前を覚えられなくなるんじゃないですか(笑)。

近藤　実際にはそれ以上の人数の会社がたくさんあるし、大きい方が一流企業というイメージもありますよね。

養老　だから、**一五〇人以上の集団になると、ルールを作って客観的に縛ろうとする**んですね。そうすると同じ社員同士でも、あまり共感は湧かないことになる。

近藤　ある人類学者が言っていたのは、狩猟採集民族というのは、そもそも直接民主制なんだそうですね。みんなで話し合える規模が相応《ふさわ》しい。何百人もいたら、話がまとまるわけがない（笑）。だから、**適正な数のグループでは、世襲制の王様などは出てこない。**ビッグマンというか、ものをよく知っている経験豊かな人が自然とリーダー的な存在になるんです。

養老　講演しているとわかりますよ。聴衆が五百人になると、政治集会という感じになる。こちらはもう五百人の一人ひとりに話しているのではなくて、マスに対して演説しているという感覚になるんです。学校もそうじゃないですか。一クラス数十人がいいところでしょう。

近藤　一五〇人以上の組織にいたらいけない（笑）。

養老　全人類を愛するなんて不可能です。**一五〇人以外は赤の他人と言うんです**（笑）。

近藤　人間の脳は、まただんだん小さくなってるんでしょう？

養老　いや、それは知りません（笑）。

近藤　ネアンデルタール人の方が脳は大きかったんですよね。

養老　ああ、それはそうです。まあ、**大きけりゃいいってもんじゃない。虫を見れば、しみじみわかりますよ。あんなに小さな脳でよくやっている**と思います。それに比べて人間の能率の悪さは何だこりゃってね（笑）。アリだって、ちゃんと自分の巣に帰ってくるじゃないですか。

「脳化社会」は、まず医療から始まった

ものを考えなくなった現代人

近藤　社会が大きくなっただけでなく、ものを考えなくなったという説もあります。

養老　**現代の人がものを考えなくなっている、ということについては、僕は確信があります。**学生を教えているから。今の子どもたちは幼稚園から、ずうっと教育を受けなきゃならないでしょ。でも、本音はあまり勉強したくない。そうすると何をするかというと、いかにしたら勉強しないで済むか、という方法を一所懸命に編み出してるんですよ。

みんなピンとこないと思うけど、僕は東大を辞めてから、北里大学に行って一般教養課程を教えたんですよ。そこには四百人の学生がいる。朝講義に行くと、まじめな子たちは前に座るんですよ。大体女の子です。女の子はたいてい二人ずつつるんでいる。

そこで僕が、「コップの中に水が入っていて、そこにインクを一滴入れてしばらくすると、インクの色が消えるだろう。どうして消えると思う?」と一人の子に聞いた。

普通はモジモジして、そうやって当てても返事をしなかったりするんだけれど、その子は活発な女の子で、元気に即座に答えた。「そういうものだと思ってました」と。

僕はこれを聞いたときに「あっ」と思った。理科系の学生ですよ。**目の前で起こっているごく普通の出来事を、「そういうもんだ」と思えば、何ものを考えなくて済む**んです。教育というのは先生の言っていることの中身を学ぶものだ、とどこかで思っているけれど、そうじゃない。親の説教も同じでしょ。親の説教の中身なんか、誰も聞いていない。「ああいうことをすれば親が説教するな」という経験則を学んでいるんです。

小さい頃から学校へ行くと、先生からいろいろなことを叩き込まれそうになるから、それをいかにして防ぐか、ということを学んでいる。そういう意味では間違いなく「学習」しているんです。

近藤　それはかなり日本に特有の現象なんでしょうね。世界的には学ぼうという機運は高まっていると思うんですが。

養老　東京藝術大学でも講義をしましたがね、ここの学生は本当は絵だけ描いていたいという人たちなんですよ。まず、何にも言わない。言語化するというトレーニングをしたことがないから、ディスカッションができない。そこに、メキシコから一人留学生が来たんです。若くてもすでに一家の主婦で、この人が臆面もなくいろんなことを聞くんですね。そうすると、たちまちディスカッションが活発になる。

何かそういう火付け役が必要で、日本人の学生だけだと会話が成り立たない。**彼らにとって学校というのは、黙って通り過ぎればいいところなんです**（笑）。

結局は、日本人の集団の中でどう行動するか、を彼らは学んでいる。大学生になって教師に質問したりすると、周りの友達がどう思うか、という意識がたぶん先行している。その中で目立ちたくない、ということなんでしょう。

近藤　わかりますよ、それは。僕も中学校時代に、周りの人間がどう見るかということを気にした時期があったんです。小学生のころは、ホームルームの時間に活発に発言していたんですが、慶應の中等部に入ったときに、同級生がすごく頭がよく思えて、彼らにどう思われるかと気にして、何もしゃべらなくなった時期がありました。

自意識過剰なんだけど、**当時から「間違ったことは発言したくない」という思いがあった**。だから、発言に自信が持てるまではしゃべるまい、と心のどこかで思っていたんですね。ところが慶應高校に上がると、なぜか学業成績がメキメキよくなって、授業中にも質問・発言できるようになった。

そして医学部に上がったら、受験で外から入ってくる子たちは、英語の単語をたくさん知っていたりして、とてもかなわないなと思った。だったら教科書の英語の本を一冊まるごと覚えてしまえ、というようなことをしていたら、また成績がよくなって、授業中に質問するのは僕ひとり、という状況になりました。

そうなると止まらなくなるんだ（笑）。大学では出ない授業もあったけど、出た授業では最低ひとつは記念に質問することを心掛けた。それが、なんでも疑問をいだいて言語化するという、現在の習慣に直結しています。

医者のエリート教育が必要だ

養老　**人が成熟するとはどういうことか、それが最近の人はわからなくなってきた**んだと、僕は思うんですね。死に方とか終活とか熱心に言いますけれども、その前に大人になるとはどういうことか。

成人式が荒れるのも、お祝いされている方が何でお祝いされているのかわからないから、ああいうことになる。選挙権をいじってみたりはしますが、あれは政治家の都合でやっているだけでね。だから、昔で言う子どもっぽい人が増えたな、と思うんです。すぐに怒る。

近藤　昔の元服は十五、六歳ですよね。

養老　医学部の学生を見ているとわかります。人にもよりますが、患者さんを持たせたら、たいていの若い人は一気に大人になる。自分がうっかりすると何が起こるかわからないということで、仕事をどこまでやるか真剣に考えるようになるし、患者さんに死なれたら元も子もないから、充分に注意するようになる。

いま、**責任の負わせ方をどう教育しているのかと思うんですね。**解剖学を教えていた頃、一応指示は全部出しますけれども、学生に主導権を渡して、適当な期限を切って、「お前ら自分でやれ」と言えばやりますよ。最初は何をやればいいかわからないんです。だから、とにかくやれ、と言い続ければ、終わるころには少しはわかってくる。私立大学でも、「実習を終えると大人になるね」と教授はみんな言っていますね。やっぱり緊張するでしょ。

近藤　命がかかりますからね。

養老　そう。インターンでも、注射を一本間違えたら患者さんは死んじゃうから。その手の非常にプリミティブなことから始めて責任を負わせないと、なかなか大人になってくれない。目の前で診ている患者さんについて、インターンは「どこまで調べたらいいんですか」というようなことを聞く。患者さんの状況を知ることについては、要求されていると言えばすべて要求されているわけです。でも、すべてを知ることは不可能と言えば不可能。だから、その辺りの現実的なバランスを考えるようになる。

言われた通りにしていたら楽ですよ。だから、**ルールを細かく言われた方が楽だという人が増えているのは、ある意味で子どもっぽくなっている**。それと関連しているのが、エリート教育だと思う。必要以上に威張るのがエリートではなくて、エリートとは要するに損な役割なんですよ。ノブレスオブリージュ（身分の高い者はそれに応じて果たすべき責任がある）ではないですけれど。

近藤　そうですね。

養老　今は民主主義ですから、**平等という観念が出て来て、かえって自分が他人を犠牲にすることに平気で権力的になる人が出てくる**んです。うるさいから近所に保育園を作るな、というジイさんもそうでしょ。物事を平らに見ていて、自分は一般市民だから権力なんか持っていないと思っている。でも、「自分は静かに暮らす権利がある」と思っていて、クレーマーにはなる。

クレーマーとは、一種の権力志向だと思うんですね。平民意識を叩き込まれている人が、限定的ではあっても何らかの権力意識を持つと、限度を知らないから大変なことになる。典型的だったのはイラクで捕虜の虐待を行ったアメリカ兵ですけれども、あれは南部のプア・ホワイトが多いんです。彼らにしてみれば、普段の日常社会で権力は何も持っていない、むしろ下位の方だと思っているかもしれない。そういう人たちがたまたま有利な立場に立つと、非常に残虐なことを平気でやるようになる。オウム真理教にもそういう面があったかもしれないですね。

機械化するばかりの医療

近藤　それにつけても思うのは、医療の世界ですね。医者たちは一般の庶民よりは知識を持っているし、権威を背負っているから、場合によっては医者になりたいと思った新入生の時からエリートで権力的なのね。患者さんが何か言っても「うるさい」と聞かなかったりする。それでいて、診察はマニュアルしかわからないから、コンピュータの画面で数値ばかり見て、患者の顔は見ない。**がんのことで三年間外来に通って、担当医に一度も顔を見てもらったことがないなんていう人もいる。**最近、身体にも触らない医者が出て来ている。

例えば乳がんは、乳房を触れば大体のことはわかるんです。大きさとか性質とか、リンパに転移があるかどうか、とか。それを、**専門医と言われる人でもすべて画像診断に頼ってしまう。CT、MRIが出来て以降の現象ですね。**画像を並べて満足しちゃってる。

養老　僕は二十三年前に医学部を辞めましたが、その当時から、「今の医者は頭の中の人工人体を扱っているので、生身の身体を相手にしていない」と言っていました。

近藤　結局、社会が大きくなって医療が劣化したというのは、医者が診る患者というのも、他人事になっちゃってるのね。

養老　「あなた」と「私」の二人称関係ではない。

近藤　家庭が核家族になって、みんながそれぞれスマホをいじってゲームをしたり、ＳＮＳをしたり、具体的な人間同士の付き合いが本当に希薄になっていて、他人に対する共感や同情が生まれにくい。そういう人たちが医者になってくるから、**患者さんが苦しんでいても、「もっと抗がん剤をやりましょう」なんて平気で言う**。何でも機械化していて、マニュアル通りにやればいいと思っているんです。

養老　**コンピュータの場合は、それをアルゴリズムというんですよ**。ゼロと1だけで計算できる世界です。一番新しく出来てきた、吹けば飛ぶようなコンピュータのシステムに、脳の機能が乗っ取られ始めている。本当は医療が気を付けていなければならないことなのに、「生きた人間の身体を診ている」という意識がない。

うっかりすると、検査しないで医療行為をしたら、後で訴えられたりしますからね。だから、**検査値の集合体が患者になってしまう**。そういうことについては、医療が先端を切ったんですよ。**身体のノイズ化**です。

近藤　ええ、それはよくわかります。

養老　**それが今は、一般社会にも広がりました**。本にも書きましたけどね、僕が銀行に行って窓口で手続きをしようとしたら、「養老先生ですよね、本人確認の資料をお願いします」と言われた。本人よりも本人確認の資料の方を優先する。これは何だろう、と思った時にわかったんです。コンピュータにとっては、生身の本人はノイズなんですよ。いろいろ余計な情報がいっぱいついてますから、そんなものは要らない。それよりも、本人確認の書類の方がより本人なのだ、と。ブータンで国王が地方に行ってね、ゲートを通ろうとしたら通してもらえなかった、という話もありますけどね。国王は書類を持っていないから（笑）。

医者の世界では、もっと早くからそうなっていたんです。検査の結果が患者であって、目の前にいる患者自身はただのノイズなんです。

近藤　データの羅列が患者で、人格は省略されてしまっている。

養老　**CTは画像だとみなさん思っていますけれども、あれは数字に過ぎない**。数字を並べても医者がわからないから、画像にしているんです。

近藤　確かに。

養老　マイナンバーの評判が悪いのは、この問題を充分に消化しきれていないからですよ。「何で俺が数字の羅列なんだ」とみんなが思っている。ところが一方では、CTを便利に使っている。CTの画像を見て、「何で俺が数字の羅列なんだ」と思う人はいない。そこで**立ち止まって「これは一体どういうことだ?」と考えるのは面倒なんです**。

SNSもそうですよ。みんなが毎日便利に使っている。それはそれでいいんだけれども、一方でイギリスのEU離脱やトランプ当選のようなことが起こる。どこまで意図があってどこまで無いかということは別にして、結局ああいう選挙は固定票ではなく、浮動票をどう動かすか、なんです。日本も広告会社などが当然やっていると思いますよ。

近藤　それで国の運命が左右されていますよね。アメリカを見ていると、トランプが当選して国の二分化がさらに進んで、いったいこの国はどうなっちゃうんだろうと他人事ながら気になります。

養老　**全体像が非常に見えにくくなっていますよね**。アメリカ・ファーストはいいんですけれども、何がアメリカ・ファーストなのか、よくわからない。

近藤　いや、あれはトランプ・ファーストでしょう。

養老　結局そうなってしまう（笑）。

近藤　日本にも似たような人がけっこういるけれど、あれだけ自我の肥大した人というのは相当に珍しいですね。

政治の専門家というのは、これまた難しい問題だけれども、**日本もアメリカも、政治に適していない人が政治家になっている**ような気がします。それは、それぞれのシステムの問題でしょうね。日本は飛鳥時代以来の世襲制でしょう。

養老　民主主義じゃないですよ。

近藤　それを考えると、ちょっと嫌になって、しょうがないから医療の面で言論活動をしていこうかと思ってきたんです。政治経済というのは、欲望が中心にあって動いているシステムでしょ？　僕がなぜ医学を志したかと言えば、医学は政治経済とは違って学問が中心にあって、しかも人々に治療を施すという行為は、政治経済に比べるとまともではないかと思ったんです。解剖学なんて特にそうだけれど、価値中立的なものを科学的に分析して、その知見を生かして医療が成り立っているというね。

ところが**最近わかったのは、やっぱり医学も欲望の学問だった、ということ**（笑）。欲望が中心にあって、それが原動力になって医療を動かしていた。

医療側の欲望と患者の欲望

養老　何が何でも生き延びようという欲がありますからね。

近藤　そうですね。

そして、ことに医療を与える側の欲望が強いから、平気でデータも改変しちゃう。一方で、患者側の欲も強いです。それで事態が複雑になっているというか、つまり、その結果が図1のグラフなんです（笑）。健康な人が3割しかいないという状態ですよ。

医学も基礎医学から実践医学までかなり広い。基礎医学は、解剖学や発生学などは、学問として純粋で、人々の思惑に左右されにくい。しかし、たとえば生化学や遺伝子関連の学問などになると、欲が入りやすくなる。**こういうことができるとお金が儲かるんじゃないか、と思うと、すぐに会社を立ち上げちゃったりして**。

患者の側にしても、九十歳過ぎてあちこち悪くなってきたら、治したいという気持ちはわかりますよ。でも……。

養老　年は治りませんから（笑）。

近藤　九十歳でどこかが悪くなってきたから元通りに治したい、というのはね。理想が高すぎる場合がある。「治るという言葉が良くない、治まると言うべきだ」と作家の五木寛之さんがおっしゃっています。

人間の身体は、日々不調なところが出るけれども、それを何とかしようとする力も働く。治癒力と言うより、調整力ですね。身体が自然と調節してくれるわけで、**もう少し自分の身**

体を信じた方がいいんじゃないかと思う。それがわからないという方は、九十歳まであなたを生かしてくれたのは、その身体でしょ、ということなんです。「少しでも健康になろう」と意識が頑張った結果ではないですよね。

顕微鏡は葦《よし》のズイから世間を見るだけ

近藤　検査機器、新薬やロボット手術などいろいろ出てきて、医療は発達しているように見えるけれど、本当に発達しているのか？　という問題があります。

養老　僕が大学で仕事を始めたちょうどその頃、電子顕微鏡が入ってきたんですよ。そうすると、今までは見えなかった大きさで細胞が見える。僕がその時に真っ先に考えたのは、人間全体をこの大きさまで拡大したら、どのくらいの大きさになるだろう、ということだった。そうすると、当時の一番大きい倍率で拡大した場合、足が地球についたら頭は月に行っちゃうんですよ。そんなもの、一生の間に見切れるかな、とまず思った。つまりね、そこまで**細かく一部を見ると、それ以外の部分は逆にぼやける**んです。

たとえば、この部屋の天井がありますね。こうしてパッと見ると全体が目に入る。ところが、これを百倍の顕微鏡で見ると、一部だけが百倍の大きさになるんですよ。百倍になった天井の一部分について、何か語れますか？

近藤　下手すると、天井だということすらわからないかもしれないですね。

養老　葦《よし》のズイから天井を覗く、というでしょう。顕微鏡で見る世界というのは、葦のズイから覗いているのと同じ。それで全体を類推しているに過ぎないんですよ。だから、**科学の進歩というのは、世界がよくわかるようになっているのではなくて、問題を増やしている**とも言える。わかった分だけ、わからない部分が増える。科学者はきちんと調べるのは好きなんですよ。でもその分、全体を見る目は退化していくだろう、とその時に思った。

近藤　検査でどんどん小さいがんが見つかるようになったのも、同じことですね。昔はがんは、人が死んでから解剖して、死因となった大きな腫瘤《しゅりゅう》があると「がん」と診断した。その後、顕微鏡で調べられるようになると、生きている人の組織をとって細胞を見て「がん」だと診断する。だけどそれは細胞が似ているというだけで、**人を死なすがんと、元気な人に見つかるがんは、性質が全然別なことを見落としている。**

医療の進歩とは何か、ということですが、検査機器や手術器具は確かに良くなり、薬の種類は増えた。ただ、**人間の身体は数十万年前から変わっていません**。その身体に現代的な医療機器や薬を与えたら、どうなるか。

それはわからないと言うより、良くなっている兆候は無いですね。**結局みんな死亡率百パ**

ーセントだしね。平均寿命が延びたのは、環境がきれいになって食糧事情が良くなったことでほぼすべて説明できる。一方で、日本人の健康観は悪くなる一方です。

養老　テレビを見ていても、百キロくらいはありそうな立派な体格のタレントが「もうすぐ死にますよ」と言われているんだから、それでは自覚的には病気になりますよ。

近藤　僕はそういう番組は見ないんだけど、ひどいみたいですね。

養老　あれはちょっと問題だと思いました。

近藤　**テレビで医者が言いたい放題するのは、おそらく日本だけの現象**でしょう。海外の先進国の医師たちはもう少し慎《つつし》みがあるから、そんなテレビに出てバカなことを言う人はいない。だいたい日本は医師資格や専門医資格がいい加減にとれるから、言いたい放題の医者がはびこるんです。一方で、一般の人たちのお医者様への信仰は強いし。

養老　いや、**本当に病気でヨレヨレになった時には、医者ぐらい頼りになるものはない**んですよ。それはいいんです。だけど、いまの問題は、何もする必要のないピンピンしている人をどうにかしようという、これが増えていることでしょ。

近藤　おっしゃる通りです。検査をすれば8割から9割の人に何か異常値が見つかる、という話をしました。その程度の数値に過ぎないのに、「あなたは死ぬよ」とまで脅《おど》す様子を、テレビ番組で全国津々浦々に流しているわけです。

養老　本当にひどいですね。これは冗談では済まない、怖い話です。

近藤　何のためか、と言うと、健康な人を検査に向かわせるため。ＭＲＩやＣＴの台数にしても、日本は世界一多い。

養老　**そういう機械を病院で導入したら、元を取らなければならないから検査をする**わけでしょう。

近藤　その通りです。しかも、何度でもやる。僕のセカンドオピニオン外来に来る人は、同じＣＴ検査を病院が変わるたびに、一月から二月の間で二度、三度と受けていることが多い。また、学問的にはがんの術後でも検査する意味がないとわかっているＣＴ検査を、数ヵ月おきに何年でも実施する病院が多々ある。

合計すれば大変な被ばく量です。なんでこんなに検査をする必要があるんですか、と患者さんは僕に聞くんだけど、「検査の必要はないよ。医者の側では元を取る必要がある」と。

医者の態度は昔から感心できなかった

近藤　昔から医者というものは患者さんの症状をよく見て、落ち着かせて安心させる。そういう役割を担っていると思うでしょ。ところが、これが違う。患者に対して具体的に何をして

図5　CTの台数　人口100万人あたり

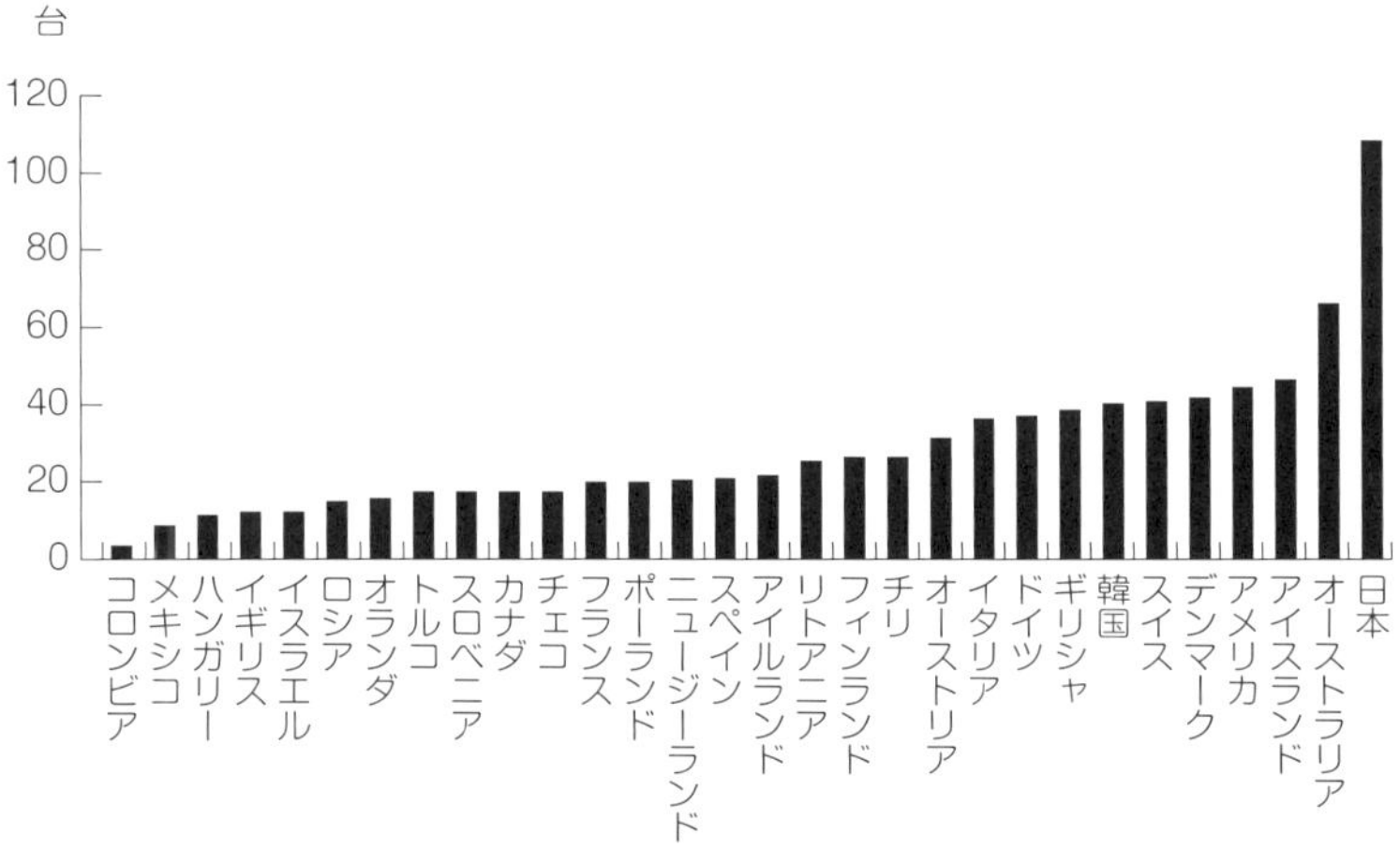

※OECD調べ。2017年までのデータ使用

図6　MRIの台数　人口100万人あたり

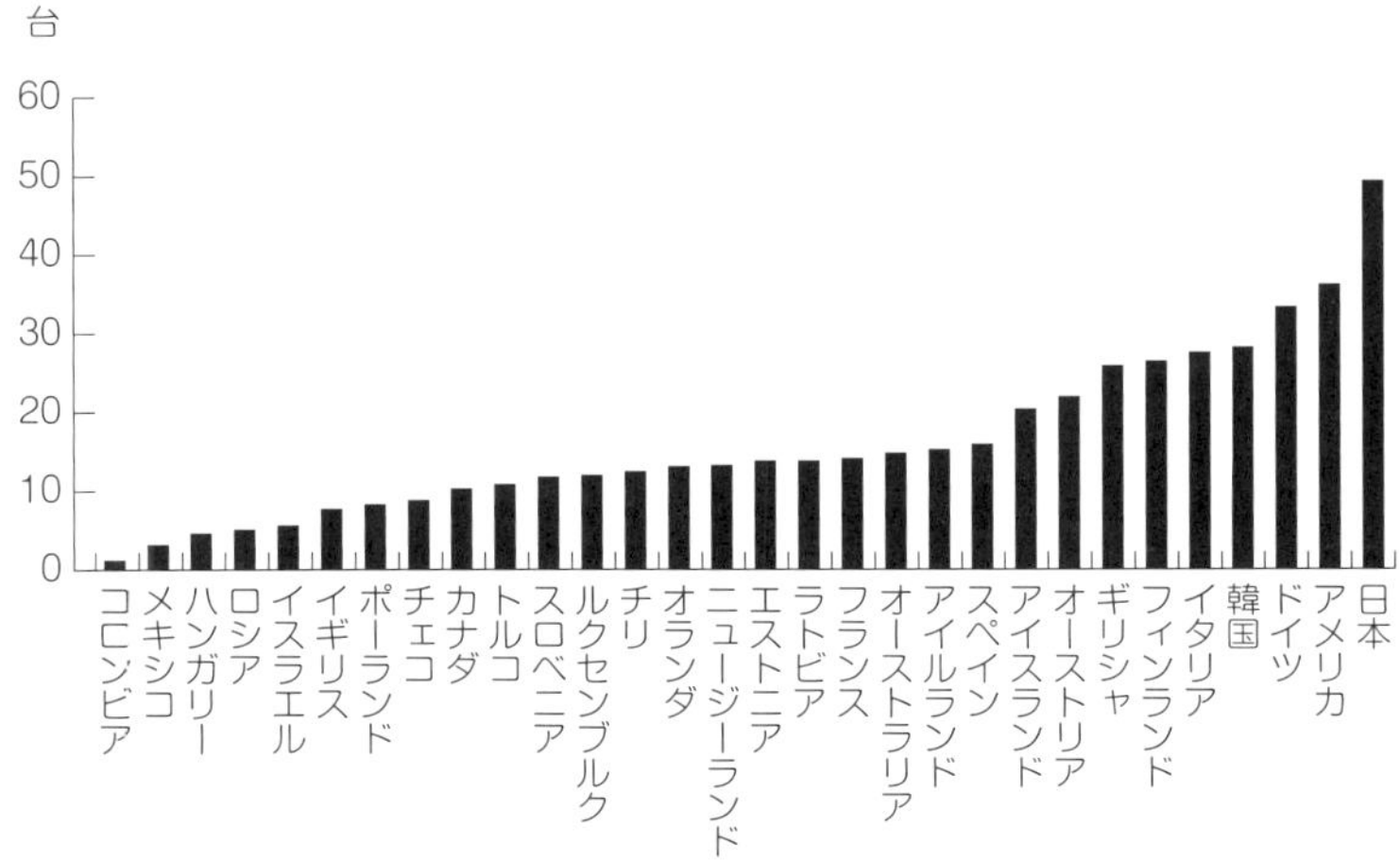

※OECD調べ。2017年までのデータ使用

いたか、細かいことはあまりわかっていないけれども、「医は仁術《じんじゅつ》」という言葉が昔からある。仁術というのは「慈悲の心をもって接すべし」というような意味だけれど、同時に自己の利益をはかるな、つまり医者は診察してもお金を取るな、という意味も含まれていた。

でも、**医者はどこかで稼がなければ生活できないから、薬代としてお金をもらうようになった**。だから、すべての人に何か薬を処方したんです。この頃から、日本人の薬好きは始まっていると思う。

医が仁術、と言われたのにはもう一つ理由があって、昔もハチャメチャな医者が多かった。華美に流れて生活が派手になり、困っている人からもビシバシ徴収するような医者もいた。それで貝原益軒《かいばらえきけん》なんかが、医は仁術だから医者はもっとちゃんとしろ、というようなことを言った。

医者があまり感心できたものではない、というのは昔からのことなのね。

養老　中江《なかえ》藤樹《とうじゅ》が、たしか医学を教えていたんじゃないですかね。あの人は陽明学をやっていた儒学者だけれど、当時は儒学者が一番身分が高くて、医者の方が低かった。儒学をやった医者、というのは一番尊敬に値する存在なんですね。だから医者はみんな学問をやりたがるので、それ自体は悪いことではないんです。ともかく、江戸時代はそういう形で医者の地位が決まっていたようなところがある。

本居宣長《もとおりのりなが》もそうですよね。家業の店は継がないで、彼は二十代になると京都に医者の修業に行くんですよ。彼はとても律儀な人で、僕は実物を見たことはないですが、細かくお金の出入りを記録した帳面が今でも残っているそうです。それが、それこそ薬代なんですよ。確かに当時から医者は薬代で食っていたんです。

近藤　医者が診断料ではなくて薬代で生活する、という形が、日本では早いうちにできちゃってるんですね。ただ、**当時は大した薬はなかったから、それほど害はなかった。**

戦後の保険制度が「医を算術」にした

治療する方が良いか、しない方が良いか

養老　ヨーロッパの医学史を見ると、治療をする方が良い、しない方が良い、という二つの立場がずっとあるんですね。医療が始まった当初は、「患者を病院に入れることがいけない」という意見すらあった。病気というのは普段の生活の結果として出てくるものだから、病院に入れて環境を変えたら、病気が素直に発展しないから病態がわからなくなってしまう、ということです。

いつの時代にも、自然のままにしておく方が良いか、手を加えた方が良いか、という二つの考え方がある。今でも、ダムを造るかどうかでもめているでしょ。川をせき止めて管理すべきか、自然のままにしておくべきか。これは結果が見えないいんですよ。

土建屋さんの都合で造るのは、周りがやっぱり気がついて、それは良くないだろう、ということになる。そうかといって、まったく要らないかというと、しばしば必要な状況が起こる。

一つのケースについて、放っておいた場合と手を加えた場合の結果は誰にもわからないし、比較することもできない。

ただ、都市文明というのは、どうしても「いじる」方へ動くんです。都会は設計して作れますよね。一番困るのは人間です。なぜって人間は設計してできたものではないから。**都会に人間は結局、合わないんです。**

それをはっきり表しているのが少子化ですよね。日本で一番少子化が進むのは東京、次が京都ですから、都会では人は増えない。

地方で増えた人口を、都会に出て来て減らしている。人間の世界は、そういう状況でずっと来ているわけです。**東京都が孤立したら、絶対に食っていけないん**だから。それを支えているのは物流でしょ。物流はすごく重要なんですよ。

近藤　人間も地方が東京を支えているんですよね。これ、江戸時代から同じです。

養老　そう、都会の人口は田舎が支えている。福島の原発事故は本当に冗談じゃないんだよ、あれは東京のためにあるものですからね。

江戸時代から地方在住の方が寿命が長い

近藤　江戸時代の健康問題に関しては、面白いことに地方に住んでいる人の方が平均寿命が長かった。

養老　それはそうでしょう。

近藤　地方から江戸に出て来て早死にしている。そうするとまた、地方から補充される。

養老　**都会が良いと人が思っているのは、ただそう思っているだけです**。僕はそう考えている。なぜか知らないけれど、人は都会に集まりたがるんですね。それはしょうがない、脳みそのせいだろうと思うんだけど。

近藤　江戸に出てきた人は何で寿命を縮めたか。地方の米はみんな江戸に集められて白米になる。これはおいしいし、江戸人は経済力もあるから、みんな白米を食べるんですが、ビタミン成分が除去されているので脚気になっちゃう。

脚気は放っておくと死ぬ病気ですからね。

養老　これは明治まで続いて、有名な森鷗外と高木兼寛の論争になる。高木さんは東京慈恵会医科大学の基礎を作った人ですが、イギリス流医学で経験主義者なんです。鷗外はドイツ流で、リクツで考える。

軍艦「龍驤《りゅうじょう》」が世界一周をやった時に、脚気患者が大量に出てかなり死んだんですよ。高木さんは一計を案じて、同じ時期に同じ軍艦で同じ航路を、食事だけ洋食に変えて行ったんです。そうしたら、ほとんど脚気患者が出なかった。

それで、兵食を洋食に変えろと言った。当時、陸軍の軍医総監は鷗外だった。その鷗外が「学理上の証明がない」と反対した。事実はそうかもしれないけれど理屈がわからん、と言ったんですね。

近藤　当時は「脚気菌」というものの存在が信じられていましたね。

養老　陸軍が反対した理由ははっきりしていて、兵隊さんはほら、白米が腹いっぱい食えるというので入隊してくる。それなのに、食事が洋食でパンになってしまったら魅力が無くなってしまうから（笑）。

近藤　そうですね。いくらお米が取れても、すべて東京に送ってしまうから、当時地方で食べていたのはひえやあわなんですね。白米は美味しいから、農家にとっても魅力だったみたいです。

第二次世界大戦の時でもまだ、軍隊の魅力の一つだったようですね。軍隊に入って初めて白米をお腹いっぱい食べられました、と農家の出身者が言っている。

明治維新で医者でなくなった漢方医

近藤　明治維新で日本は大きく変わったわけですが、この頃から医療もいろいろと変わっています。

養老　そうです。**日本は面白い国ですよ。**明治維新で漢方医を医者と認めなくなったんです。それまで正式な医療だった漢方は医療ではなくなっちゃった。アジアでは日本だけですよ。**インド系は古くからあったアーユルベーダと西洋医学が並列だし、中国は伝統的な中医と西医は両方とも医者ですよ。**

近藤　だから、今は漢方医というのは日本にいなくて、医師免許を持っている人が漢方薬も扱う。江戸時代の医療はどうだったかというと、医師免許は要らないから、親子代々医者だとか、あるいは医者のところに弟子入りして知識をつけて、「私は医者です」と言えば医者になれちゃう。後は人気が出て患者がつくかどうかが勝負ですが、医者自体は無数にいたと言ってもいい。

他方で人体について何もわかっていないから、医療というよりは呪《まじな》いみたいなものだったでしょう。ただ、それほど害をなさなかったろうと思うんです。薬といっても草の根っことか葉っぱとかだから、効果がある程度あったかもしれない。

植物というのは、昆虫なんかに食べられないように有毒成分を含んでいるから、飲むと熱が下がるとか、そういう効果はいくらでもあり得ると思う。ただ、毒性の面が確かめられていないから、熱は下がったけど早く死んじゃったという人も、きっとたくさんいたでしょう。

養老　朝鮮人参というのも調べた人がいて、含まれているサポニンという成分は薬とも毒とも言えないもので、後は糖分だと。そりゃあ、死にそうでヨレヨレになった人に糖をやったら元気になるよ、砂糖を舐めさせているようなもんだよ、と言ってたよ。

近藤　サポニンは、多量になると毒になるようですね。

生活習慣病を「作った」日野原重明氏

養老　戦後の医療を変えたのは、保険制度です。これが出来た頃にうちの母が言ってました、「医は算術」って（笑）。それまでは患者さん次第だったんです。**漁師さんは魚を一匹持ってくるとか、そういう診療報酬でやっていた。医が算術になったのは、ごく最近のことなんですよ。**

近藤　それまでは、特に田舎なんかだと、貧しいところからはお金を取らなかったり、盆暮れの時にある程度の分を持ってきたりしていたんでしょうね。

養老　そう、万事が盆暮れでしたから。酒屋とか米屋の払いは年に二度だった。大晦日さえ逃れれば、あと半年は暮らしがもった。井伏鱒二の詩「歳末閑居」にありますよ。屋根に乗って借金取りが帰るのを待ってるんだよ、行方をくらまして（笑）。

近藤　ところが一九六一年に国民皆保険制度が始まった。それまでは患者さんが来ない、あるいは来てもたいした実入りにならないという地域の診療所にも、人々がわーっと押し寄せたから、医者たちはウハウハで、どんどん建物を新しくして、病院を作った。

その頃、**列車に乗って地方を走っていると、車窓から見える新しいビルはだいたいが病院だった**と言います。そういう収入が右肩あがりの時代は、医者も鷹揚なものだった。

ところが、しばらく経つと医者の数がどんどん増えてくるし、一方で、病気や病人の数はだいたい決まっている。そうすると、医者一人あたりの実入りが減るから、新しい病気を開拓しなければならない、という風潮になった。それで高血圧の数値の基準を作って、それをずーっと低いところに設定して、というようなことが始まった。それがいわゆる生活習慣病ですよ。

養老　僕が学生の頃には、その言葉はなかったですからね。

近藤　これを取り入れさせたのは、この前亡くなった聖路加国際病院の日野原重明さんです。

図7　入院病床数　人口1000人あたり

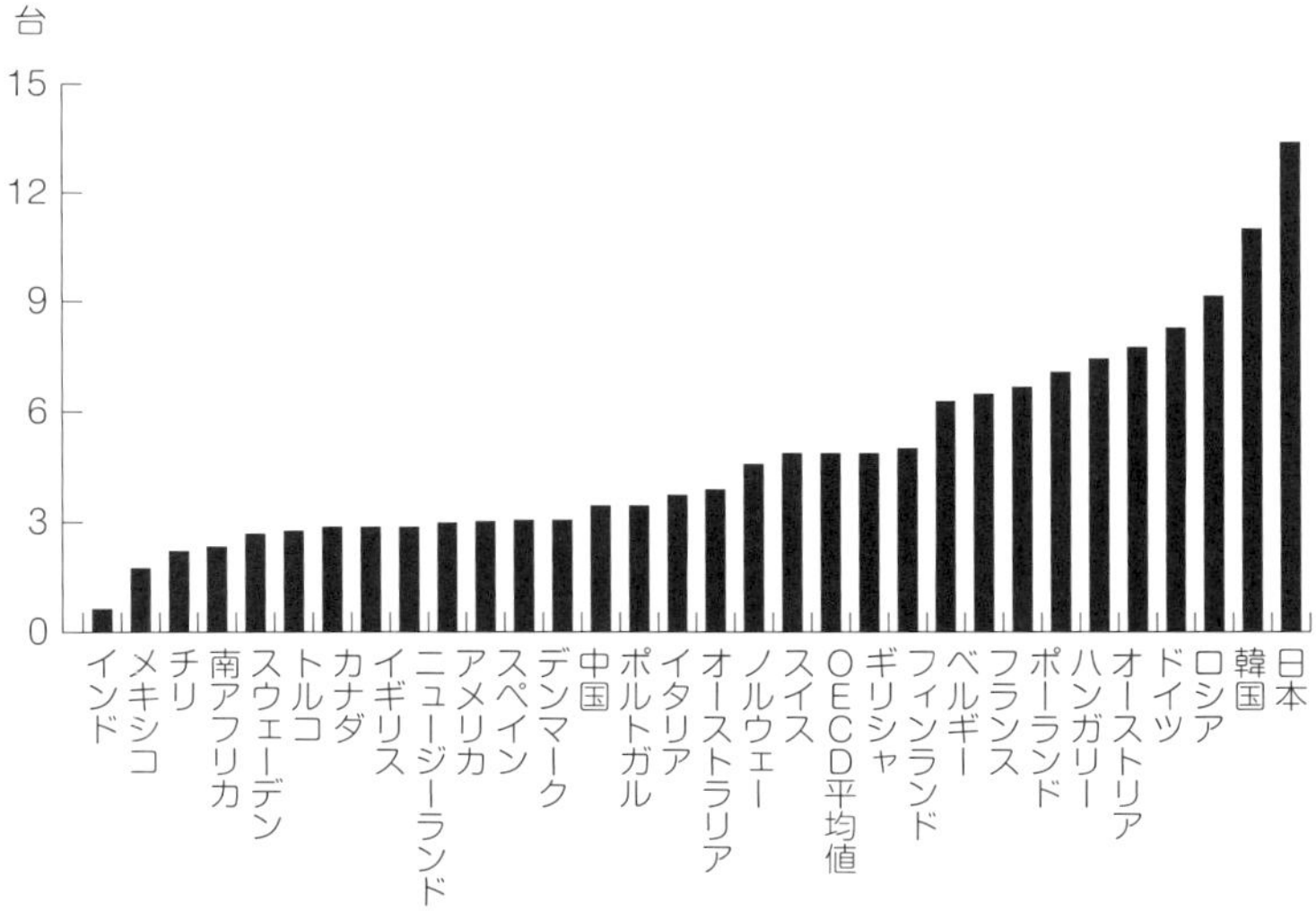

※OECD調べ（2015年発表）。2013年のデータ使用

二十世紀の終わりに、当時の厚生省に提案して、それまで「成人病」と言っていた高血圧などを「生活習慣病」に変えさせた。

彼はものすごく算術にたけた人で、一九五〇年代に人間ドックを真っ先に始めた一人です。

人間ドックを始めたのは、最初が国立東京第一病院、今の新宿にある国立国際医療研究センターですね。そして、数ヵ月遅れで聖路加も始めた。人間ドックを受けるには、当時の医者の初任給の三～四ヵ月分の料金がかかったうえ、期間も、入院して一週間ぐらいかかるんです。**ブルジョワしか受けられないから、ブル**

ドックと言われた（笑）。

しかも、**人間ドックのどの検査にも「この検査をしたら寿命が延びる」という根拠は何もなかったん**です。何も。この国はすごいよね、それで文化勲章なんだから。確かに、医療産業に対してはものすごく貢献をしましたが。

養老　近藤さんは、医療産業にはまったく貢献してないからね（笑）。

近藤　うん、逆に足をひっぱっている（笑）。

養老　だけど面白いのは、**僕がインターンの時にすでに、診断機械を作っていたん**ですよ。物療内科の高橋晄正さんという人が、当時のコンピュータで作っていた。当時のコンピュータは部屋いっぱいになってましたが、検査値と患者さんの主訴を入れたら診断名を吐き出してくるという代物。**ところがそれから五十年経っても一向に完成しない**でしょ。面白いね。陰に陽に医者が抵抗したんだね。これを作ると商売に障《さわ》る（笑）。

近藤　**結局、生きた人間の医者がそのレベルになった**、ということですね。

養老　そうなっちゃったんです。

近藤　ここからここまでは異常数値と決めて薬を出す、というだけですから。

養老　日本医師会会長を長く務めた武見太郎さんが言っていたのはそこですよ。どんな名医が診ようがヤブ医者が診ようが、同じだろ、と。武見さんは、開業医は家庭医に徹すべきだ、と主張して、自分のクリニックは患者が報酬額を決めるようにしていた。

医療もリクツに支配される

養老　最近は東大の医学部にどんどん秀才が入ってくる。

近藤　あれは困りますね。大学は職業訓練校でしかないのに。

養老　**もともと医学は実学ですからね**。東大の医学部にも数学科に転向するのが何人かいます。受験では数学とか物理の才能がある人の方が、生物系に興味がある人よりも上に行くのね。それも影響していると思います。リクツでやるでしょ。**僕はリクツは信用してない**。そりゃリクツはそうなるよ、というだけの話で（笑）。

僕はいま、それが一番関心ある。SNSは完全に中立な存在でしょ。ただし、入れているデータは現在のデータなんです。そうすると出てくるのは、まったく現在の状況なんですね。つまり、現在を絶えず拡大生産しているだけなんです。

コンピュータは別に状況を良くも悪くもしてくれないんですよ。コンピュータのプロに言わせると、コンピュータにゴミを入れればゴミが出てくる。入れるデータ次第だ、と。入れるデータというのは、客観主義を取ろうとすると現代社会のデータから取るしかない。たとえば、アメリカの企業が若い人を採用する際に、まずは客観的な基準から判断しようとしますね。候補者の住所をコンピュータに入れる。すると、デトロイトのこの場所の犯罪率はこのくらい、交通事故の率はこのくらい、と出る。それを点数に変換すると、**どうしても現在マイナスのところはマイナスになりますよね。それはその人個人が持っている未来の可能性とはまったく関係がない**。ただいま現在の状態が拡大生産されているだけなんです。

近藤　なるほどね。

養老　考えてみたら、アメリカは建国の時からそうなんです。つまり異文化の集まりで作った国なんですね。自分のうちには神棚がなくちゃダメだ、とかいう話は、公式には一切通用しない。**すべて理性で説得できることしか、国民全体のモノサシとしては通用しない。そういう社会を作っていくと、なんと驚くべきことに、アメリカができる**んです。つまり、格差社会です。

そこにSNSが入って、ますますそれが拡大再生産される。情報情報と言うけれども、頭を使って何かを産み出しているわけじゃない。同じものが拡がっているだけなんです。しかも、ほとんどの人は、それを善意でやっている。

近藤　フムフム。

養老　それは、大学を社会にするのと同じことなんですよ。大学の中にいる人たちが社会を作っていくとなると、これはエライことです。**大学ほど「理性」なるものが幅を利かせているところはない**。自分たちは理性的で客観的だと思っているから、たとえ感情的になっていても絶対にそれを認めないし、一切反省もしませんからね。議論している以上は理性的にしていると、自分では思っているんです(笑)。

そして医療はフェイクになった

近藤　それを医療の話に置きかえてみると、たとえば新薬のデータは、みんな研究者集団から出てくる結果だから正しいと思っている。ところが、実は意識的にか無意識的にか、いろいろとデータ操作がされているので、**出てくるデータは医者や製薬業界に有利なものになっている**。一種のフェイクですね。

養老　最近はかなりハッキリ証明されてきているみたいですよ。あのフェイクニュースというのは、タイミングが合えば効くんですね。ゲッベルスじゃないけれど、嘘でもいいから繰り返すことで効いてくる。

トランプがすることを見ていると、フェイクに相当詳しい。自分も使っているな、と思いますね。中西功という僕の小学校の同級生が、三代前の鎌倉市長だったんです。三選目の選挙当日未明に、「中西が収賄で逮捕」と全戸にビラが入ったんです。これ、完全なフェイクですけどね。当時はそういう風に物理的にやりましたが、今はSNSでできる。ただ、構造がややこしくなると、何がフェイクで何が正しいか、わかりづらくなるんですよ。

近藤　だから、**ここ二十年間くらいに出来たがんの新薬なんて、すべてそれだと言っても過言ではない。**

養老　**フェイクニュースですか、あれは。**

近藤　**どの新薬もいくらでも指摘・説明できるんですよ。**このデータのここが間違っているとか、ここは信用できないとかね。ただ、それを言う場、伝える場がない。

ただ月刊「文藝春秋」は割と書く場を提供してくれる。二〇一七年に「肺がんにオプジーボは効かない」というタイトルで、この免疫療法剤は無効・有害である、と書いたけれども、象の皮をこすってるようなものですね（笑）。

それも教養として読む人が多いから、昔読んだことを忘れる人もいる。患者になってから読むと切実なんだけど。でも、僕が書いたものを読んで「抗がん剤治療は受けない」と決めるのは、患者としてもなかなか難しいんでしょう。その人自身に知識や実体験などの裏付けがないから。

養老　いや、何かできるのにやらない、というのは難しいですよ。

近藤　実数はわからないけれども、高齢ではないのに「抗がん剤をやらない」と決断できる人は世の中の数パーセント程度だと思います。口幅ったいようですが、僕は昔、さかんに抗がん剤治療をしていた時期もあるし、最初からやらないと決めた患者さんもたくさん診ている。現実にどうなるかをたくさん見ているから、データの裏側が手に取るようにわかる。

やっぱりこの数字は違っている、とか確信をもって言える。でも抽象的な「がん」、抽象的な「抗がん剤」という概念しか持たない一般の人は、判断するのは難しいですよ。

養老　僕も医療はなるべくやらないできましたよ（笑）。鎌倉市長の友人に、市民病院は作らない方がいいよ、と言ったんです。横須賀市にも藤沢市にも市民病院がありますからね、そっちに患者さんを回した方がいい。

しかし、最大のネックになったのは、自治体の病院というのは予算の流用ができないんですね。藤沢市の病院は藤沢市の市民税の範囲のことしかできない。鎌倉市と連携を取ることはできないんです。結局、鎌倉市には徳洲会の病院ができました。近くて良い病院ができた、と言うけれども、必ず赤字になりますからね。

見ればわかるように、横浜にも東京にも、良い病院はいっぱいある。だから、運べばいいでしょ。むしろ市がやらなければならないのは患者さんの運搬だよ、と言ったんです（笑）。

風呂敷を広げる方ばかりに意識が行ってしまうんです。

いま、一番広がって困っているのは土建でしょうね。ダムなんかも、僕は造ったことにして予算だけ回して、みんなで分ければいい、と言っているんです。もうそろそろ、そのくらいは大人になってもいいんじゃないかと思いますね。コンクリートも使わなくて済むし、予算も原価だから高が知れてるでしょ。地域の経済も回るし、あとは出来ているはずのダムをみんなで想像すればいいんです。どうですか、それは（笑）。

近藤　それで上手くいったら申し分ないですね。ただ市民にバラまくと、いままで利権としてかすめとっていた人たちが困るから、抵抗するでしょうね。

養老　その分まで上手にバラまく（笑）。我々のために制度があるんですから、そのくらいはしてもいいと思う。

近藤　まあ、本来はそうですけどね。**一度システムができると、あとは官僚や建設業界のために制度がある、ということになってしまう。それは医療も同じ**です。

第3章 私たちが医者を目指したころ

+生きものは「情報」になっていく

+身体の成り立ちはあまりにも複雑だ

生きものは「情報」になっていく

インターン時代に臨床医を断念

近藤　三木成夫《しげお》先生の『内臓とこころ』（河出文庫）を読みました。養老先生の解説は素晴らしいですね。僕はああいう風に書けないなあ。学生時代に三木先生の謦咳《けいがい》に接したそうですが、そもそも医者になろうと思ったきっかけは何ですか。

養老　僕の場合、母は小児科医だし、小さい時に病気をして、**東大病院で医療のありがたさを痛感した。あれがなかったら俺は死んでいたな、という思いはあります。**じゃあ医者になるか、と思った時に、僕は対人関係が苦手なんですね。お世辞が言えない。

東大病院は、あちこち回って最後にここへ辿り着いた、という患者さんが来るところなんです。だから、ほとんどの方が亡くなる。

インターンの頃、たまたま運よく治って帰る患者さんが部長のところに来て、「先生、今回は本当にありがとうございました」と挨拶しているのを聞くと、「今回は治ったかもしれないけど、どうせ最終的には別の病気で死ぬことになるんだよ」と言いたくなる性分ですからね（笑）。

これは困ったなあ、医者になるのは嫌だ、俺向いてないなあ、と思っていたんです。でも、しょうがなくてね。虫をやりたかったけど、当時の大学で昆虫教室は、北海道大学と九州大学にしかなかった。僕は鎌倉だから別に東京にいる必要はなかったけれども、母親が「遠くへ行かないでくれ」と言うんです。それで東大の医学部に入ったのは、東大は授業料が安いから。慶應は高い（笑）。当時、10倍以上したよ。

近藤　それでも、今から考えると慶應も昔はずいぶん安かったですよ。養老先生の頃は、東大の授業料は三万円くらいでしたか。

養老　いや、もっと安い。一万円あれば、入学金から半年分の授業料から全部済んじゃった。

近藤　僕の時は東大が三万円、慶應が二十六万円くらいかな。物価の違いはあるけれども、「これ、親父が死んだら授業料をアルバイトで払えるかな」と悩んだくらいのお金ではあった。

養老　僕はアルバイトですべてまかなえた。**一番大きな影響を受けたのは、インターン時代ですね。何人も患者さんが死ぬのを見た。**当時はけっこう医療事故が多くて、それも含めてですがね。僕は当時、「何人の患者さんが亡くなるのを自分の記憶に残すことができるだろうか」と真面目に考えていた。自分が殺してしまった、という気持ちがあると、どこまでそれに耐えられるんだろう、と。

近藤 そんなにたくさん患者さんが亡くなったんですか。

養老 そうですね。**僕はインターンを真面目にやったんですよ。一番真面目にやった方じゃないですかね。**小児科だけはサボって奄美大島に行って、フィラリアの検診をやっていましたけど。小児科にそう言いに行ったら、「そんなことを言いに来るんじゃない、休むんなら黙って休め」と言われて、なるほどそれもそうだな、と思った（笑）。

近藤 まじめだったんですね。

養老 その当時、三人ほど医療事故で亡くなったのを覚えている。血液型の間違いとか、手術のやり方の間違いとか、いろいろありました。続けていれば当然慣れると思うんですよ。でも、一番思ったのは、こんなことに慣れていいんだろうか、と。若かったですからね。

みんなが僕と同じようでは、医者なんかいなくなってしまう。だから、一般性はない話です。解剖に対しては、ポジティブな気持ちがあった。今考えたらそれは、「嘘が無い」ということですね。死んだ人が嘘をつくことはないから。

年を取ったら臨床ができるかな、とは思った。母がね、「白髪にならないと臨床医はでき

ないよ」とよく言っていたんです。自分で家庭を持って、女房子供を養って、ということを経験したら初めて医者の真似事くらいはできるかな、と思ったんです。

だから、必ずしも一生解剖学だけをやろう、という立派な決心があったわけではない。解剖なら安心だったんです。

学生時代はデモシカで医者に

近藤　じゃあ、僕の場合を言うと、親が開業医でね。子供の時から、「末は医者になって俺の跡を継いでくれ」というのが親父の口癖だったの。もう、鬱陶しくてしょうがない。

養老　ハハハ。

近藤　高校になって成績が良くなって、内部進学だけど、どの学部にでも行けるとなった時に、はてどこに行くんだ、とわからなくなっちゃったのね。官僚の世界や一般企業など、いろいろ考えたけど、結局自由にやっている親父の姿を見ていると、自分も組織に入るのはダメだろう、会社人間にはなれないな、と思った。**医者なら自由があるんじゃないか、何かあったら辞めればいいんだし、と考えて医学部に行った**わけです。当時人を救おうという気持ちは、申し訳ないけれども、これっぽっちもなかった。

医学部では、勉強は面白かった。解剖学でも生理学でも病理学でも、学問としては本当に面白かったなあ。ところが、臨床科目になったら学問としての実体がないから、何となくつまらなくなっちゃった。実習をサボったりしてたんだけれど、最後にいよいよ医学部を卒業だという時、はてどこの科に行くか。実感が持てない。

養老先生の時代と違って、当時はもうインターン制度は無いから、いきなり診療科に入るわけね。もちろん、基礎医学に行ってもいいんですが。

僕は実際はともかく、自分は不器用だと思い込んでいたから、外科のような指先勝負のところは止めよう。内科に行くと患者の診察そっちのけで試験管を振らされるな。と消去法で考えた。学生結婚して子供もいたから、育児も手伝わなきゃいけないし、ワイフも医者だし、ヒマなところへ行こう、と思った。

ヒマで、なおかつある程度広く臨床が見渡せるというと放射線とか放射線診断。それがつまらなかったら内科に変わってもいいかな、というくらいの気持ちで放射線科に入ったら、そこに放射線治療科というのがくっついていた。研修期間の半分はそちらへローテーションすることになったんですが、これが実態は院内ホスピスみたいなところだったんです。病院内で再発転移した人が来て、僕たちが最期まで看取る。

放射線をかけるという名目で回されて来るんだけど、本当は他の科からの厄介払いです。

そんな**末期の患者さんに、上司たちが抗がん剤を投与したりするのを見て、がん治療に対しているいろな疑問を抱いた**。それを一つずつ、その後の勉強と患者さんを診ることで潰して行った、ということが僕の現在を作っている。

当時の放射線治療科は、四年目でもう責任を持たされたんですよ。手薄な診療科で、はっきり言って上の人たちはぜんぜん頼りにならない。四年目になって、主治医としてやっていいと言われたら、がぜん責任感が湧き上がってきた。

養老　そうですね。

近藤　**この人が生きるも死ぬも自分の勉強次第だ、と思うと、猛烈に勉強し始めたんです**。でも、そもそも最初はどうだったんですか、と聞かれたら、「でも、しか、で医者になりました」というのが正直なところです。医学部生の間は、おそらく東大も同じだと思うけど、人を救うためにどうこう、なんて頭にはあまりなりませんよね。

養老　僕は、意外に大学で学問にはあまり感心しなかった。小さいときは虫好きだし、自分で歩き回って、自然科学や博物学に近いことをしていましたから、不思議はなかった。医学も博物学的なところがあるんです。ちょっと変わった学生だったのかな。先生が学生に質問する時には、勉強ばかりしてきた学生が気付かないだろうと思うような視点から、簡単には答えられない質問をするんです。こっちは割合に、そういうことはわかっていた。だから、**今**

思うと僕が学校で学んだのは理論、リクツですよね。あまり面白くない（笑）。

博物学というのは、ワケのわからない相手を片っ端から集めてきて、どう推理するか、ということですからね。虫も同じです。虫なんて予定があって出来ているものじゃないから、年中、「これ、どこに分類したらいいんだよ」ということになるでしょ。そういう視点で医学を見ると、博物学的なものに一番近いのは解剖だったんです。**患者さんというのは、そういう意味ではあまりにも、生きて動いていますから（笑）。**マズいなこれは、と思った。明日になったら意見が変わってるんだもの。あろうことか、治っちゃったりする。これ、ちょっと不安定だな、と思った（笑）。

三木成夫とヘッケル

近藤　三木先生には、いつお会いになったんですか。

養老　三木さんは解剖に行ってから会った先生です。杉田玄白以来、いろいろ解剖学の中にも問題があって、うるさいことを言われる。三木さんはその中で非常に変わった方で、お話が上手で。たまにああいう先生がいるんですが、論理よりも情動が強い人なんです。

近藤　本の書きぶりが、独特ですよね。**こんな風に理系の話を書ける人は、ちょっと他になか**

なかいない。

養老　僕が教授になってから、三木先生を東大の講義にお呼びしたんですよ。年に一回くらい話して下さい、とお願いして。面白いなと思うのは、**三木さんの講義では最後に、東大の学生たちが拍手するんです**。これ、他に聞いたことがない。学生たちが完全に釣り込まれて一時間半聞いている。

独特のテンポで、三木先生の師匠だった同じ東大医学部解剖学の小川鼎三《ていぞう》先生にそっくりです。間の取り方が上手で、ものの見方が独特だから、三木節とでも呼びたくなる。ああ、こういう人もいるんだな、と参考になりました。三木さんが東大にたまに来られると、話し込んだものです。

近藤　養老先生も、三木さんの語りを参考になさっているところがありますか。

養老　参考にするというよりは、もともと似ているところがあるかもしれないですね。

近藤　三木さんの本は、素人が読んでも面白いはずです。

養老　それは当たり前のことなんです。**学問というのは本来、一番下の地面から積み上げていかないとダメなんですよ**。日本は上から持ってくるでしょ。いつも西洋からつまんでくるから、根っこが怪しいんです。

三木さんの場合は全然違っていて、下から積み上げている。その代わり、あの人の場合は医学部在学中にバイオリンに凝っちゃって、東京音楽学校の学生に入門して勉強が一年遅れたりしているんです。後は、ドイツの哲学者クラーゲスの研究ですからね。最近気がついたけれど、山崎正和さんもクラーゲスのことを書いていた。日本のある種の人たちの後ろで動いている情動に比較的近い人たちで、しかも論理的に物を語れる。まさにヘッケルを地で考えている人です。

ヘッケルは十九世紀から二十世紀にかけてダーウィンの進化論を広めたと言われているドイツの生物学者ですが、簡単に言うと、ヒトの発生過程を観察すると、受精卵の中で胚の形が最初にサカナ、次はイモリ、次はトカゲや鳥、というふうに進化を辿っている、という考えを示した。三木さんは、この説をニワトリの胚の研究で確認した人です。ヘッケルの理論は理屈っぽいけれど、三木さんの話には情が入っている。ニワトリの胚が卵の中で発達する途中、「今ここで海から上陸する」という瞬間を示したりね。

ダーウィン、メンデル、ヘッケル

近藤　ヘッケルも最近はかなり認められてきていますね。

養老　英米系ではとくに評判が悪かったですがね。『個体発生と系統発生』を書いたアメリカ

図８　個体発生は系統発生を反復する

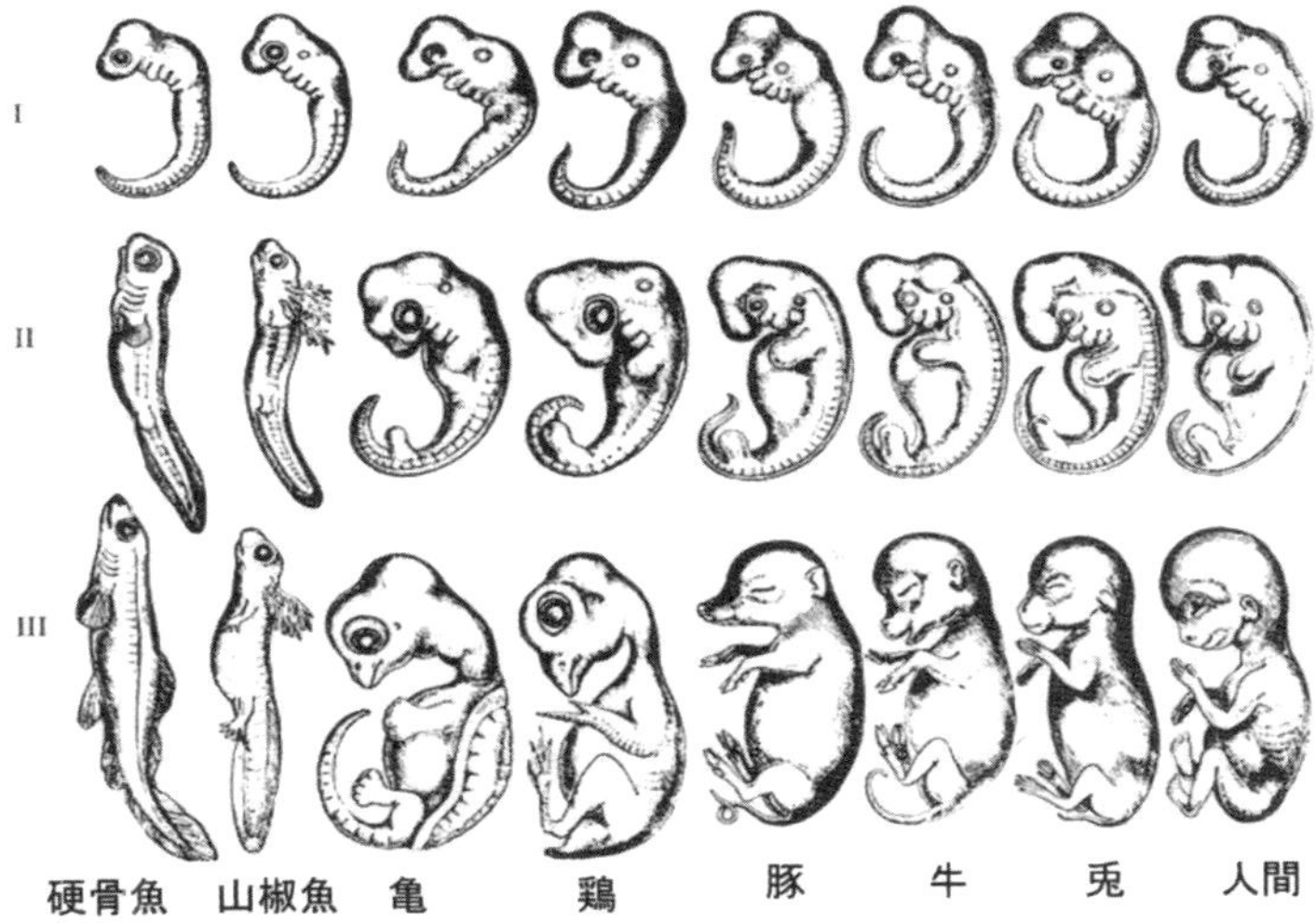

Ernst Haeckel, Anthropogenie（1874）Copy by Romanes, G. J.（1892）
※胎児の発達は進化の歴史をたどる：ヘッケルの仮説（1874）

人のスティーヴン・J・グールドが、本の最初の方に書いていますけれども、若い時に先輩に何に興味をもっているかと聞かれて、「個体発生と進化の関わりについて」と答えたら、突然小さな声で、「おまえ、そんなことを口にするんじゃない」と言われた。アメリカの学界でヘッケルはタブーですからね。インチキ臭いというんです。面白いことにヘッケルが出て、最初に英米系から強烈な反論が来るんです。

僕は今ある程度の結論を得ているんですが、**要するにヘッケルも、ダーウィンも、メンデルも、言っている内容は情報系**なんです。ただ、ほとんどの人が、まだそう思っていないんですよ。

メンデルの法則は中学校で習うけれど、あれは順列組み合わせでしょ。しかも単純な組み合わせですよ。何でこれが立派な法則になるんだと、僕は中学生の時に生意気に悩んでいた。でも、考えたら、そこに一番のポイントがあった。

メンデルの最大の業績は、一見複雑に見える生物の形質がアルファベット化できる、と言ったことなんです。えんどう豆の黄色いのはAで緑色はa、と置き換えることができる。これね、生物を情報化する最初の段階なんです。

ダーウィンの自然選択説も典型的で、結局、情報は完全に適者生存だと言える。どんな意見でも、相手の頭の程度に合わなければ生き残れない。近藤先生がいくら正しいことを言っても、結局、本がどのくらい売れるかが大事なんです（笑）。

近藤　それはそうですね。この本も売れてほしいです（笑）。

養老　生きものを情報として見た時に、「ある主題について、今までの人はこう言っている、それを短く要約して繰り返し、そこに自分の考えを付け加えるのが進化だ」と言える。それを最初に言ったのがヘッケルです。これ、実は論文の書き方と同じなんですよ。

十九世紀の生物学が、それぞれ独特のバラバラな法則を論じているように見えるのは、**十九世紀には情報の概念がない**からです。一九五三年に、例のワトソン・クリックのDNAモデルの論文が出て、その中に一言「インフォメーション」という言葉が出てくる。それからダーッと生物の情報化は進むんですよ。それは社会が情報化するのとほとんど並行しているんです。

十九世紀でもう一つ面白いのは、生気論ですよ。生きものには生きもの独特の性質があって、物理化学では定義できないとする論。有名なのはドイツの発生学者ハンス・ドリーシュで、日本では米本昌平が翻訳しています。これを僕らは「時代遅れだ」と習った。

実はドリーシュの本を丁寧に読むと、彼が生気論者として一所懸命言おうとしたことがわかる。それは「情報」なんです。ただ、当時は「情報」という概念がなかったというか、一般に共有されていなかった。

近藤　面白いですね。

養老　こういうことは、みんなあまり言わないですよね。でも、素直に考えたら認めてもらえるはずなんです。**生物を情報として見る、という方法です**。

近藤　生物の情報の受け渡し方のルールとしては、その通りだと思いますよね。

養老　それは物理化学では解けないでしょ。太陽と月がどういう情報を交換しているか、という話ではないんですよ。

近藤　ヘッケルについて言っておくと、あれがインチキだというのは、最初にヘッケルが世に出した図が間違っているという指摘があって、そこに付け込まれてしまったんですね。

養老　あまりに綺麗すぎる、作ったものだ、という批判があった。しかし、丁寧に見た日本の若い人がいるんです。彼によると、余分を取ってわかりやすく単純化しただけだから自説に合わせて変形したわけではない、あれでいいんだ、と言う。これはだんだん、ひいきの引き倒しになってくるんだけどね。

近藤　ヘッケルに肩入れするようですが、胚が出来てくる最初のところを見ると、確かにどれも似ている。問題は似ている、ということの定義の仕方だとも言える。

人間の場合は受精卵から始まって、魚類のようになって、両生類になって、爬虫類になって、哺乳類ができて、と胎内で進化を辿るわけですね。その各段階では、むかし獲得した遺伝子とその働き方が固定されている場合が多いから、すべて同じではなくても、哺乳類も魚類も同様に辿らなければいけない道はあるはずなんですね。

だから**最初の頃だけ見れば、胚はどれもみんな似ている。それは自然なこと**で、僕はヘッケルが間違っていると決めつけるのはおかしいんじゃないかと思うんですよ。

身体の成り立ちはあまりにも複雑だ

意識は自分の身体がわかるようにはできていない

養老　面白いのはね、僕はむかし解剖の論文で読みましたが、ある時期になるまでの胎児は、各器官の発育がバラバラなんですね。

近藤　どういうことですか？

養老　たとえば、膵臓や肝臓、胃などの臓器に、組織的に見てそれぞれ1から5までの発育段階があるとします。すると、胎児によってそれぞれの臓器の発育段階が2、3、4とか、3、2、1とか、ある時期まではバラバラなんです。**脳が機能する頃になると、初めて全体が揃ってくる。**

近藤　それは相当細かく見ないとわからないでしょ。

養老　だから、それまではほとんど気づかれなかった。有名な発生学者の論文ですが、その後もほとんど引用されていません。でも考えてみたら当たり前でね、肝臓が肝臓になるのは、何もないところから独自にでき始めて肝臓の事実性でやってしまう。でも「お前だけ先走ってはいけないよ」というので、そこに耳だとか目とかが入ってくる。全然違う器官もあるわけですから。僕らは何となく、身体全体が同じスピードで発達すると思うでしょう。

近藤　誰でもそう思ってしまいますよね。それは面白いですね。確かに臓器がそれぞれ独立して動いても最初のうちは構わないわけだ。

養老　それがやがて統合されてくる。

近藤　考えてみたら、肝臓なら肝臓がまだ発達していないのに胎児は生きているわけでしょう。どうして生きているのか。不思議ですよね。

養老　それは発生学の大問題です。最初は前成説と後成説と言われた。前成説はホムンクルスと言って、精子の中に将来の大人が小さな人形みたいに入っているという考え方。一方、最初は未完成なものが成長するに従ってだんだん作られていく、というのが後成説。

　僕らが高校生の時は、「後成説が正しいことを証明せよ」という結論を教わったんだけれども、実は後になってグールドなんかが言い直したように、前成説もある意味で正しかった。それは遺伝子です。ＤＮＡという形で、予《あらかじ》めある程度入っている。でもＤＮＡがすべてを決めているかというと、そうはいかない。**対立する意見があるのは面白くて、生物学の場合はたいてい、どちらも正しいんです**。対立しているほど論理的には面白い。正しい答えはやっぱりあるはずで、それはどちらでもないんです。

近藤　それほど複雑だということですね。

養老　そうです。だから、**わかるようにできているか、と僕はいつも聞くんです**。自分の身体のことがわかるようには意識はできていない。意識にできることは、外の世界でどう行動するか、とか、仲間とどう付き合うかくらいで、そもそもそれ以外は余計なことでしょう。ブラックホールが俺の人生と関係あるかよ、と（笑）。

子育てに脳みそが口を出すな

養老　**発生学は本当に難しいんです**。僕は学生の頃に発生学をやって、そして止めた。こんなことがわかるわけがないと思った。

近藤　すごく大事な問題ですけどね。面白いし。

養老　面白い。さっきの歴史の問題と同じですが、そこに到るまでに何があったか、ということを記述しなければならない。それは言葉にすると止まっちゃうんです。言葉は止まっているものだから。

時間的に動いているものを言葉という時間の止まったツールでどう表現するか、という問題は根本的に解決されていないんですよ。だから、歴史はいくらでも書けちゃうんでしょう。**今でも本当に嫌というほど現代史の本が出る。まだ決まっていないんですね。**だから中国は早くから、「歴史は政府が書くものだ」と決めちゃったんです（笑）。

近藤　司馬遷の史記をふくむ「正史」ですね。

ただ、生物というのは今でも現物があるし、ＤＮＡを解析すればデータも取れるし、化石も出て来て、時にシーラカンスみたいなものも見つかって、はたから見ていると学問としては非常に面白い。

養老　いや、学問としてやったら絶対に面白いですよ。でも科学からはみ出す部分がたくさん出てくる。だから論文にはならない。三木先生も論文を書くのに苦労していましたよ。

近藤　受精卵が赤ちゃんとして生まれてくるまでの歴史がわかりやすく解説されて、それをたくさんの人が知れば、子育てで間違わないで済むと思うんですね。

養老　間違えなくて済むし、不安に思わなくて済むんですよね。**大体、ヒトの脳みそができたのはいつだよ、と僕は言うんだよ。たかだか十五万年か二十万年前ですよ。**何億年も続いている子育てに脳みそが口を出すなって。

近藤　放っておけばいいんですよ。発生の時には胎内で三十八億年を勝手に辿るわけですから。それを「頭がよくなるから」と浅智恵で変な教材を幼児に与えたりする。そういうことをすると自然な発達が妨げられて、自分自身を世の中や過去から切り離された特別な存在だ、と思ってしまうんじゃないかな。進化させたつもりで、逆に退化させている。

養老　まだハイハイもできない子どもに見せるビデオを作ったりしてね、ふざけるなと思うよ。脳みそはどうなっているか。目で何かを見ると、脳へ刺激が入るでしょ。それで手や足を動かす。その結果、脳の神経回路が変わる。そうやって学習するんだよ。五感から刺激を入れる、身体を動かす、また感覚が変わる、このぐるぐる回りがないと学習は成り立たない。一方的に刺激を入れるだけではだめなんです。それを学校の先生もわかっていない。だから幼児教育ビデオが出来てしまう。**身体を動かさない幼児に、何を見せたって意味がない。**

近藤　そもそも、自分がどうやって出来上ったのかもわからない意識が、生まれた後のことを勝手に考えて仕掛けるから間違えるわけです。

養老　子どものことは、真面目にやるとものすごく面倒臭いんです。コホート研究をやらなければならない。一人ひとりについて、どう育っていくかというのを追究して、それを複数集めなければならない。僕の教室の先輩で人類学にいた人ですが、身長・体重・胸囲という一番簡単なことを測定し続けた人がいます。二百人から始めて、二十歳まで追いかけるコホート研究でしたが、最終的には百人のデータしか集まらなかった。

やっぱり個人でやるのは難しいんですよ。相当大きな組織で、きちんとお金をかけて継続的にやればできるけれど、それで何が分かるかと言えば、ある時代の人の育ち方がわかる。それだけですよね。時代が変われば、また結論は変わってしまう。

テレビの子どもに与える影響がどうだとか、いろいろな人が言っていますが、本当はそこまでやらなければわからないんです。だから、**非常に大変なことに安直な結論を出しているという意味では、健康と身体の関係も同じ**です。

身体は田畑や海とつながっている

養老　身体一つとっても、これはどこから来たか、誰も考えていないでしょ。**最初は0・2ミリの受精卵でしょ。0・2ミリが二十年、三十年と経ったら、体重何十キロになるわけです。**じゃあ、「あんた、その何十キロをどこから盗んできたの」と聞けば、基本的には田畑と海からでしょ。お米を食べて、魚を食べて、肉を食べて大きくなるんです。
しかも、最近はあちこちから運んできているから（身体をさわりながら）、この辺は南アフリカ産のグレープフルーツ、この辺はニュージーランドのキウイだったりするわけですよ。

多国籍になっちゃってる（笑）。

近藤　ハハハ。

養老　そう思ったことある？　と僕はいろいろな人に聞くんです。**田んぼを見たら、あれは近い将来にお前になるんだよ、と。そのつながりの意識が切れてしまっている**。その辺りは昔の人の方がよっぽどよく知っていて、だから自分の身体が「土から出て土に還る」と考えるのは自然なんですよね。食物連鎖というのは、一つのものが変形して行くんだから、お前は畑の成れの果てじゃないか、ということ。でも、今の人は誰も夢にもそう考えていない。子どもにも教えていない。今や子どもだって田畑とは切り離されて、「農業はどこかで誰かがやっているんだろう」という意識ですよ。

それで学校では、代謝だとかいろいろ、教わるでしょ。**人体には百兆の細菌がいる、と教わるのに、一方で「せっせと除菌しましょう」とか言うわけです**。下手をすると、いま除菌されているのはあんただよ、と思う（笑）。自分を取り巻くものを定義しようとした時に、自分を消すと定義そのものが無くなってしまうんです。

だってそうでしょう。まさかとは思うけど、自分は田んぼの成れの果てなんですよ。それを「私は私」なんて思っている。

いまの子どもたちは戦時中

近藤　都会に暮らしていると、なおさらそういう意識になりますよね。

養老　まさに。学校で田んぼを作って、そこで出来たお米を食べると、まあ何となく少しはわかる。そのくらいのことから教育しないと、今はどうしようもないんでしょうね。田舎で暮らしていればまだしもわかりますけれども、今はどこにいてもみんな、頭の中はけっこう都会です。日本人は、ほとんど百パーセント都会の子ですよ。

近藤　田舎の子も最近は、何だかみんなつまらなそうな顔をしている。

養老　ガキの集団ができないと面白くないですよ。やっぱりガキ大将が必要なんです。

近藤　ワイフの生まれた田舎に、年に何回か行くんですが、小学校に通うのもみんな一列縦隊でね（笑）。あれでは行き帰りが全然面白くないだろうと思います。顔を見てもあまり楽しそうではない。

養老　それは戦争中と同じです。集団登校。僕らが戦時中にやったことです。僕は相模原で集団登校を見ていた時に初めて気がついた。いまの子どもたちは戦時中なんだ、と（笑）。**戦時中でさえ、空襲警報が出ていない時はバラバラに登校していましたけどね。**

近藤　今はコンピュータゲームで一人で遊ぶ子が増えて、集団で遊ぶ機会が減り、それが人格形成の大切な機会を逃してしまっている。だから、人の痛みがわからない医者ができてしまったんじゃないかと思うんです。

養老　今は異年齢の集団がなかなかできにくいんですね。でも、異年齢の集団で過ごすことはとても大事で、たとえば七つの子どもが四つの子どもを見て、「ああ、あの子は今、自分は出来るこういうことが出来ないな」と思う。今度は十歳の子どもを見て、「あの子がしていることは出来ないけれど、このぐらいの年齢になったら出来るようになるんだな」と思う。

要するに、**人生の予習復習なんですよ**。異年齢集団で遊ぶことは、一つの学年で切り分けるより、ずっとよく人生の予習復習が機能する。僕らの頃にはありましたよ。

近藤　僕らの頃にもありました。

養老　ところが、その世代が異年齢集団のない世界を作ってしまったんです。今の子は同級生としか付き合いがないでしょ。同級生が集まると、それぞれが背中を向けて、ピコピコとゲームをやっていたりする。これでは社会性が身に付かないですよ。それで、会社に就職しても面と向かって人と話ができない人が増えている、と聞きますね。

近藤　学年で切り分けた方が、管理する側はしやすいんですね。

養老　そうなんです。僕が理事長をやっている保育園でも、異年齢集団を作ったけれども、結局、園医さんが「病気がうつる」とか言って止めになった。子どもたちに任せておけば簡単なんです。でも、管理しながら異年齢集団を作るのは、実際に大変です。だから面倒だ、という話になってしまう。

近藤　管理の都合がすべてを決める。

養老　学校も先生の都合。小学校はフリースクールの方がいいですよ。**少なくとも小学生の間は、勉強なんかしないで野山を駆け回らせた方が、こうはならない**（と、図1を指す）（笑）。

北朝鮮は我々の姿

近藤　そう思います。だから、医療の問題だけではないんですよね。

養老　僕もおじいちゃんとしては、虫を捕りに行くという口実で、子どもにはなるべく外に出て遊ばせるようにしているんです。大変なことなんか、何もないですよ。外に出れば子どもは自然と遊んでいて、その中に虫捕りも入っているだけ。それでいいんです。でも、今はとにかく管理するでしょ。まあ、命にスペアはないから仕方がないけれども。

この前、虐待されて飢え死にしてしまった子どもは可哀そうでしたね。虐《いじ》めるんなら、俺にくれよ、と思った。

近藤　育てたい人はたくさんいると思いますけどね。
養老　今はその融通も利かないんだよ。
近藤　養子縁組も養親の年収がどうだとか、資格がいろいろうるさいらしいですね。
養老　いいんですよ、別に。「家貧しくして孝子あらわる」と言うじゃないですか。
近藤　保護犬を貰うのさえ大変。庭は何平米ですか、とか聞かれて、基準以下だと貰えないらしい（笑）。**すべてその調子で管理しようとするわけですよね。**
養老　**今、一番そうなっているのは教育だと僕は思うんです。**夏休みに子どもが学校にいないのに先生が全員行っているとすると、先生がやっていることは教育制度の維持に他ならない。非常によく証明していますよね。子どもは要らない、学校がもっていればいいんですから。
近藤　学校の先生方の事務作業の負担というのは今、すごいですよね。
養老　だから、**教育制度そのものを発達させるために、微に入り細に入ってシステムを作り上げている。**江戸時代と同じだと思うんですが、江戸時代は侍の子弟だけですからね。人数が少ないから、逆に智恵がありました。今は、繁文縟礼《はんぶんじょくれい》になっているんじゃないですか。平和になると、そうなるんです。いちいちルールを決めようとするでしょ。**要らないんだよ、ルールなんか。みんなが大人になればいいんだから。**
近藤　確かにそうですね。

養老　学校のブロック塀が倒れて小学生が下敷きになったというあの事件も、何であんなに高いブロック塀にしたかというと、プールをのぞく奴がいるんだって。でも、小学生を外からのぞいたっていいじゃない、別に。中には特別におかしい奴はいますよ。でも、それは例外であって、**特別な例外を基準に物事を進めるとああいうことになるんです**。飛行機とテロの問題も同じ。飛行場のわずらわしさも大変なもので、適当でいいんですよ、あんなもの。

近藤　一つ何かがあると反省して、というのはいいけれども、どんどん面倒くさくなる。

養老　つまり、**全員がテロリストだ、というのがあのやり方でしょ**。それ、おかしいと思いますよ。統計で言えばテロリストはゼロに近い。

近藤　でも、**日本の場合は喜々としてルールに従う人が多い**。

養老　人間はそういう性質を持っているんですよ。北朝鮮は良い参考になる。あれは我々の姿だろうと思う。僕はその時代に育ちましたから、人文字を見ると、背筋が寒くなる。右向け右、気を付け、前へならえ。

近藤　そういうことが好きなんですね。

養老　みんな好きですよ。気持ちがいい。それが旅行へ出ると、計画通りきちんと進んで良かった、と言う。**計画通りきちんと終わるんだったら、旅行なんか行かなくていいだろう（笑）**。みんな、人生も計画通りきちんと生きたいんじゃないですか。

第4章

日本人はどこへ行く

- 狭いところで窮屈に暮らす日本人
- 無理して嫌なことばかり思う国民性
- 天下りと利権のため法律はできる
- 本当は自立できる日本人

狭いところで窮屈に暮らす日本人

「人の迷惑になったらいけない」

近藤　日本人の健康観はなぜこうなってしまうのか、ということを、少し多角的に分析してみましょう。

養老　グラフ（図1）に戻ると、ちょっと面白いのは、ハンガリーの健康意識が低いですね。ハンガリーは自殺も多いんです。アジア系の人がヨーロッパのあの辺りに入って行ったことと関係があるのかもしれない。あとはフィンランドです。フィンランドはアジア系が入ったのがあまりにも古いのでよくわかりませんが、気質の問題があるかもしれないですね。

近藤　日本人は人の言うことを聞きやすい。個性がないというか。

養老　周りに影響されやすいのかな。ヨーロッパ人は健康診断をしないから、自分の数値を知らない、という話が出ましたけれど、日本人は「人の迷惑になったらいけない」という意識が相当強い。だから結核検診も普及したんだと思う。

自分にうつる、というのももちろんあるけれど、人にうつしたらいけない、という意識が強い。**マスクをする人がこれだけ多いのもそうでしょ**。

近藤　**あれは日本特有ですね**。中国も大気汚染がひどいから、マスクが広まっているのかな。でも、日本のマスクをする人の多さは異様ですね。

養老　**日本の場合は、単位面積あたりに住んでいる人の数が多いんですよ**。中国なんかも場所によってはね、北京とか天津あたりは狭いところにたくさんの人が住んでいますが、中国全体で見るとゆったりしてますから。単位面積あたりの人口密度は、おそらく世界で日本は相当高いはずですよ。

ただし、可住地面積ですよ。山林を入れると日本は割合広いから。

近藤　中国は人口が膨大だけど、平地も広い。

養老　日本は、狭いところにぎゅうぎゅうに人が詰まっているから、そのことと他人に迷惑をかけたくないという気質は関係があるかもしれない。

近藤　江戸時代から、周囲の人を気遣って暮らしている。向こう三軒両隣の人たちに犯罪者が出ると一緒に罰せられてしまう、というような制度の後遺症を引きずっている可能性もある

図9　可住地面積あたりの人口密度

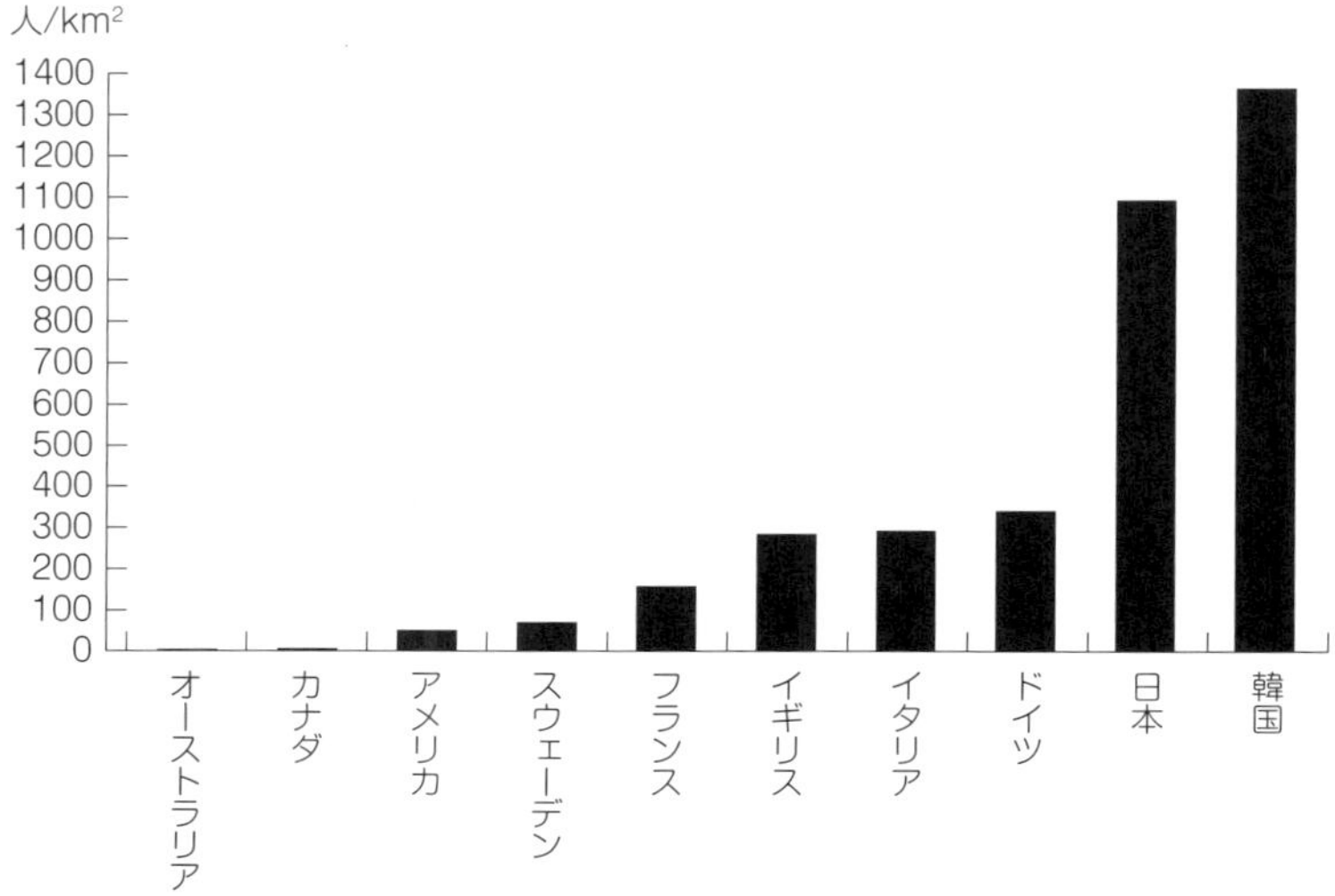

※「ぼくニュース」 https://skei0129.com/2017/07/30/post-3676/をもとにグラフ化

な。

養老　この図1にブータンとかも入っていると面白いんだけどね。いろんな点で日本は韓国とは似ています。

農薬使用量は世界有数

養老　農薬使用量、自殺率は両方とも日本と韓国が高い。農薬は虫の大敵です。

近藤　養老先生の本を読むと、虫を殺すのに抵抗を感じるようになりますね。

養老　そりゃそうですよ。日本ではあまりにもたくさんの虫が殺されています。今の農業は大問題です。日本

図10　農地面積あたりの農薬使用量

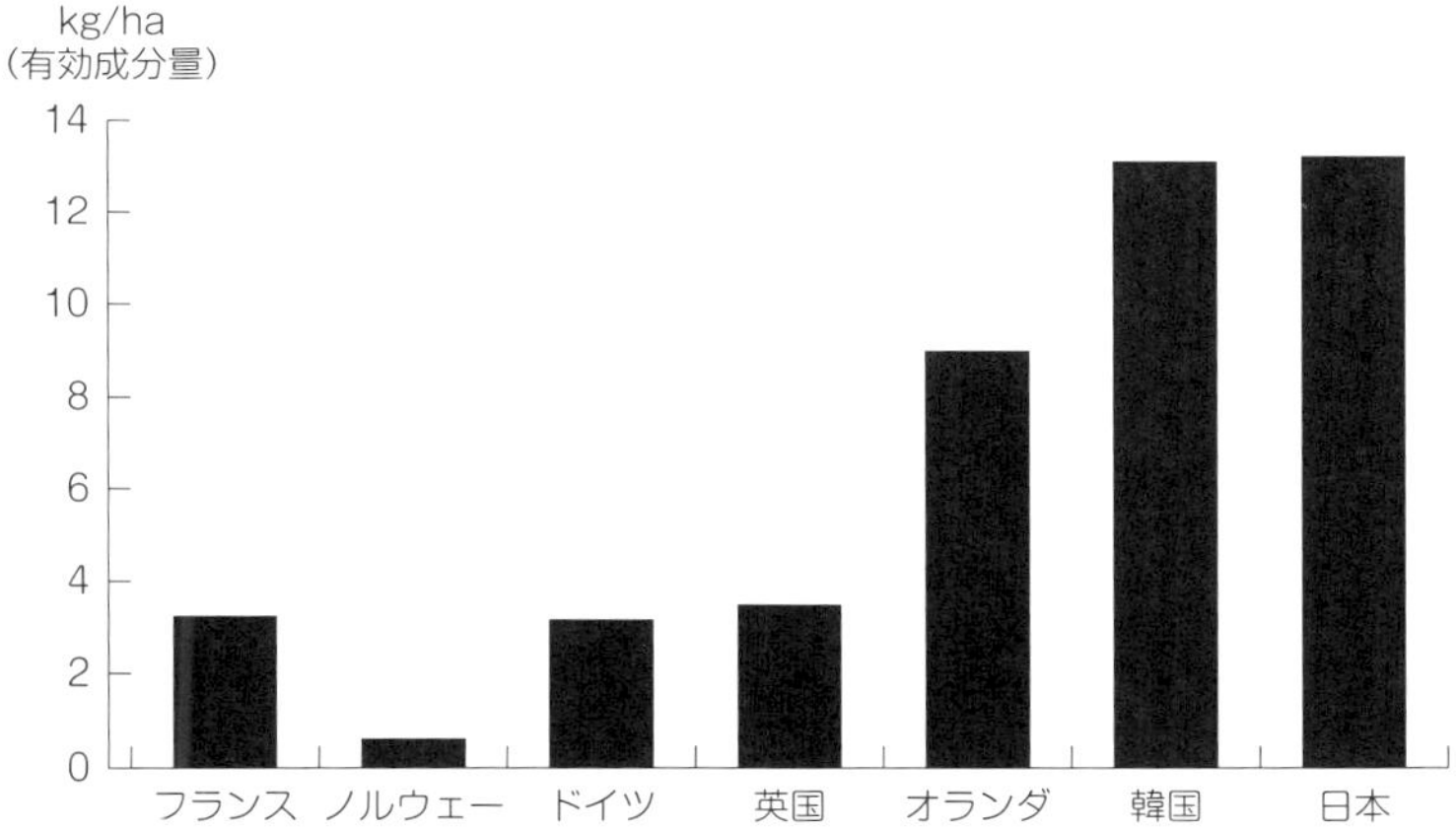

※FAO「FAOSTAT」Pesticide use in active ingredient on arable land and permanent cropsより農林水産省で作成
(※2009年のデータを使用)

と韓国は、農薬使用量が世界有数ですから。有機農業なんて流行っているようで、経済には引っ掛からないレベルです。パーセントで一ケタです。

でも、それが統計の当てにならないところでね。

農家を見ればわかるでしょう。農家は、自分のところで食べる分は有機野菜です。地方から野菜の入った段ボールを持って来てくれた人がいてね、**「先生、これは農家が自分用に作っている野菜だから大丈夫だよ」**と言うんです。じゃあ、普段俺が買って食べてる野菜は何だよ、って（笑）。

近藤　農薬は危険ですから、ないほうがいいとは思います。ただ現代の宿痾《しゅくあ》で、なくせないのでは。

養老　いや、僕は必ずしもそうは思わないんです。有機野菜を作る農家というのはいるんですよ。でも、近藤先生の医療についてのご指摘じゃないけれど、これは数が揃っていないから統計に乗らない。有機農業について書かれた本を読むとわかるのは、農家別になっているんです。農家一軒一軒作っている作物が、それぞれまったく違う。横並び何軒でこの作物の生産量がこのくらい、という数え方が出来ないから、統計に入れようが無い。市場にあまり流通しないだけで、実際はもっと多いはずです。

農家が自分の食べるものは有機農業にするのは、むしろ正しい生き方だと僕は思います。それを全体に広めようと思わないところが、逆に言えば偉くて、商品生産と自分で食べるものは違うよな、と心得ているわけです。

イチゴ農家の子供はイチゴを食べたことがない、と言うんですよ。食べるとおばあちゃんに怒られる。昔は商売物に手をつけるな、という意味だったけど、今はそんな危ないものを食べるな、という意味（笑）。**一年中イチゴが無いとダメだと思う消費者の感覚の方がおかしいんですよ。**そんな農業をやっててどうするんだ、と思う。

近藤　それはそうですね。ただどう改善するかという議論を離れて現状を見ると、市場には農薬まみれの食材があふれている。僕は家の買い出し係なんですが、デパ地下なんかへ行って野菜を選ぶとき、有機食材には手をだしません。日本に生きている以上、虫さんと同じで、しょうがないかなと思っている（笑）。ただ小さいお子さんがいる家庭は、気をつけたほうがいいかな。農薬で脳の発達が遅れる可能性が指摘されている。もっとも、脳障害が生じることが明らかな各種ワクチンにも気をつけないとバランスが悪いですが。

自殺率は一人あたりＧＤＰに比例する

養老　この自殺率のグラフ（次ページ）は人口十万あたりの数字ですか？

近藤　人口十万あたりの総数ですね。こちらの日本の統計で、戦後から自殺者の数が増えたと言っているグラフは、純粋な総数です。

養老　ま、人口は増えていますからね。

近藤　人口は戦後が七千万人くらいかな。いまが一億二千万人くらいだから、総数を比較する場合には今の数字を半分に割らなければならない。

養老　こうして見ると、日本はかなり特徴のある国なんですよね。

近藤　**自殺率が一番低いのが南アフリカ**です。当然ではないかと思う。ただし、国全体の豊かさや貧しさと自殺率はさほどの関係はないんじゃないかと思う。

図11　自殺率　人口10万人あたりの自殺者数

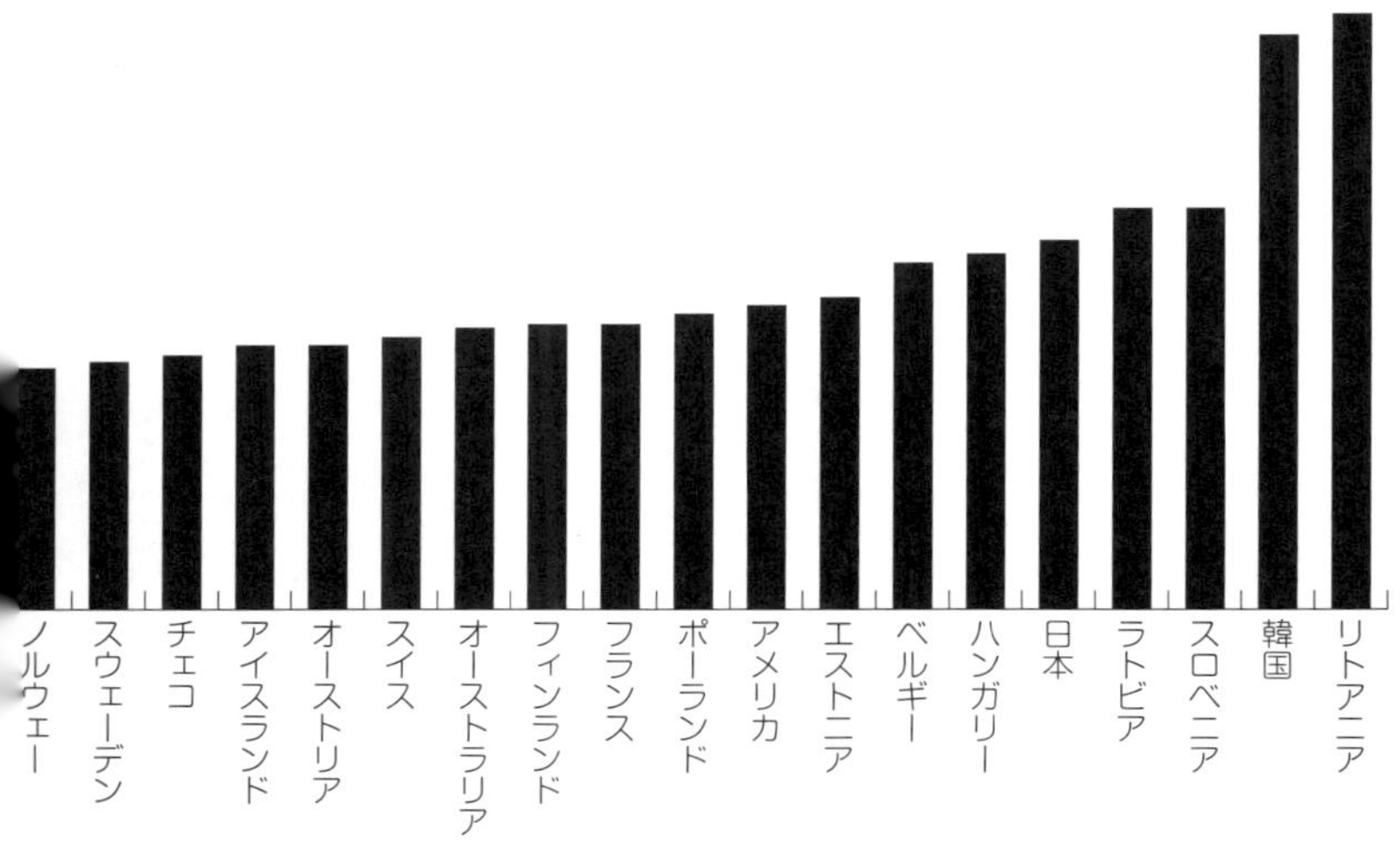

※OECD調べ。2016年までのデータを使用

養老　どういうこと?

近藤　豊かさ以外に、その国がどういう社会的なシステムを築いているか、人間関係にどういう特徴があるのか、といった社会的環境が大きく影響するのでしょう。自殺するのは動物の中で人間だけ、という話もあるし。

養老　僕ね、むかし自殺率の統計を調べたことがあって、これは一人あたりのＧＤＰ(国内総生産)とある程度比例するんですね。それは見事なもので、**貧乏なところほど自殺しないんです**。一人あたりＧＤＰが上がってくるほど自殺率は高くなる。

　自殺率が日本より高いところは、スウェーデンやスイスがけっこう高

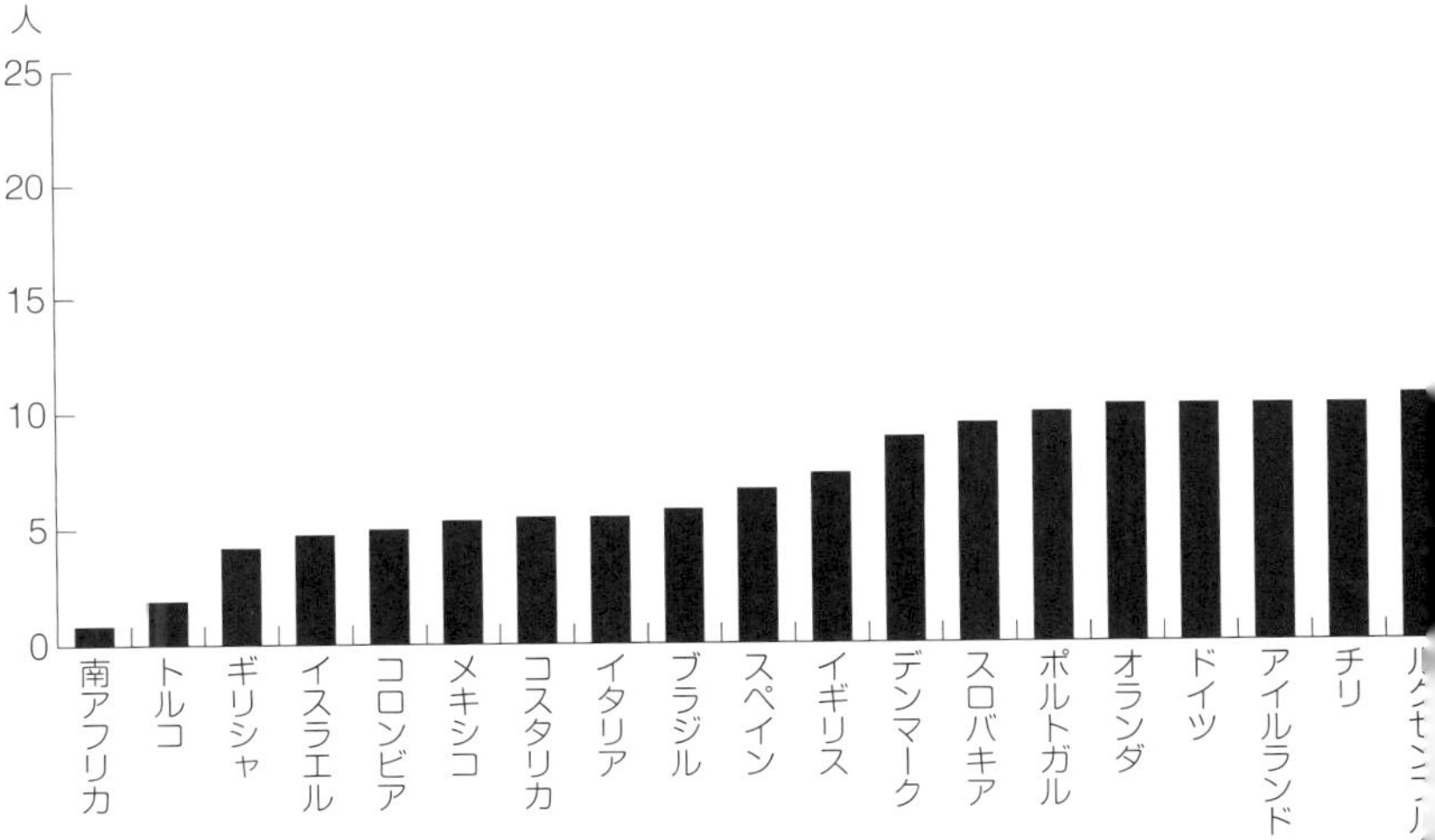

かった。

ただ、一人あたりＧＤＰのグラフも一緒に記してあったけれど、時々点がバラつくことがある。異常な値があるんですね。

まとまって異常だったのは東ヨーロッパ、旧ソ連系。ＧＤＰが低いのに、自殺率が高いんです。だから、やっぱり社会的な状況と自殺率はかなり関係がある。

近藤　確かに東欧系が良くないですね。

養老　**社会があまりにも変わったからですね。原則が変わると人間はキツいんですよ。**適応するまでに時間が掛かるから、自殺者が増えたりする。

僕、子供の頃のことを覚えています

よ。戦後すぐの鎌倉あたりでも首つりが増えた。山に虫捕りに行くと、首つりがいたりするんですよ。太宰も一回、鎌倉の裏山で首つりした。失敗したけど。

上山春平さんの話もあったけど、あの頃自殺はけっこうあったんです。日本は殺人率は低いけれど自殺が多い。人間の攻撃性を一定と考えると、おそらく日本人は自分を殺す方に行く。よその国は他人を殺す方に行く所がけっこうあるんです。

近藤　国民性はありますよね。健康と国民性の関係も同じです。

養老　そうです。

もう一つあるのは、面当《つら》ての自殺です。これはどこにでもある。面白かったのは、国際学会で献体の統計を発表したユダヤ人がいて、献体をした動機を調べたら、大きく二つあるんです。

一つは、お医者さんに良くしてもらって助かったので、医学の進歩のためなら献体します、という動機。二番目には、医者に酷い目にあったから、もう少し勉強してもらいたい、というのがある。

それで、理由としてはかなり後ろの方だけど、家族に大事にしてもらえなかったから、葬式も出せなくて少しは恥しいだろう、という遺族に対する面当て（笑）。これは人間なら誰にでもある社会に対するアピールで、自殺にもそういう面があるんですよ。

自殺は日本の伝統？

近藤　自殺するのも大変だなあと思ったのは、僕は三島由紀夫のご遺体をこの目で見たことがあるんです。亡くなられた翌日でした。三島は慶應病院の法医学解剖室に運ばれたんですが、法医の関係者が開放して、医学部関係者に見せるようにしたのね。その日、僕がキャンパスを歩いていたら行列がある。学生だけではなくて教授たちも並んでいる。「何ですか」と聞いたら、三島だ、というから、僕も並んだ。

解剖室に入ると、森田必勝の遺体と並べてあって、頭がそれぞれ遺体のむこうに立ててあった。三島の肩には、三筋くらい切り口があるんです。首を切り落とす「介錯《かいしゃく》」に失敗したのね。

養老　緊張するから。あれは練習してよっぽどうまくないといけない。

近藤　昔の首切り役人は、ずいぶん練習していたそうですね。ともかく肩の傷を見て、失敗された三島はどういう気持ちだったのかな、と思った。介錯は、本当は安楽死ですよね。昔の切腹は、腹に少し刀を当てたところでパッと首を切るから安楽死。けれども介錯を何度も失敗され、三島は舌を噛み切ろうとしたそうですね。

図12　自殺者数の長期的推移

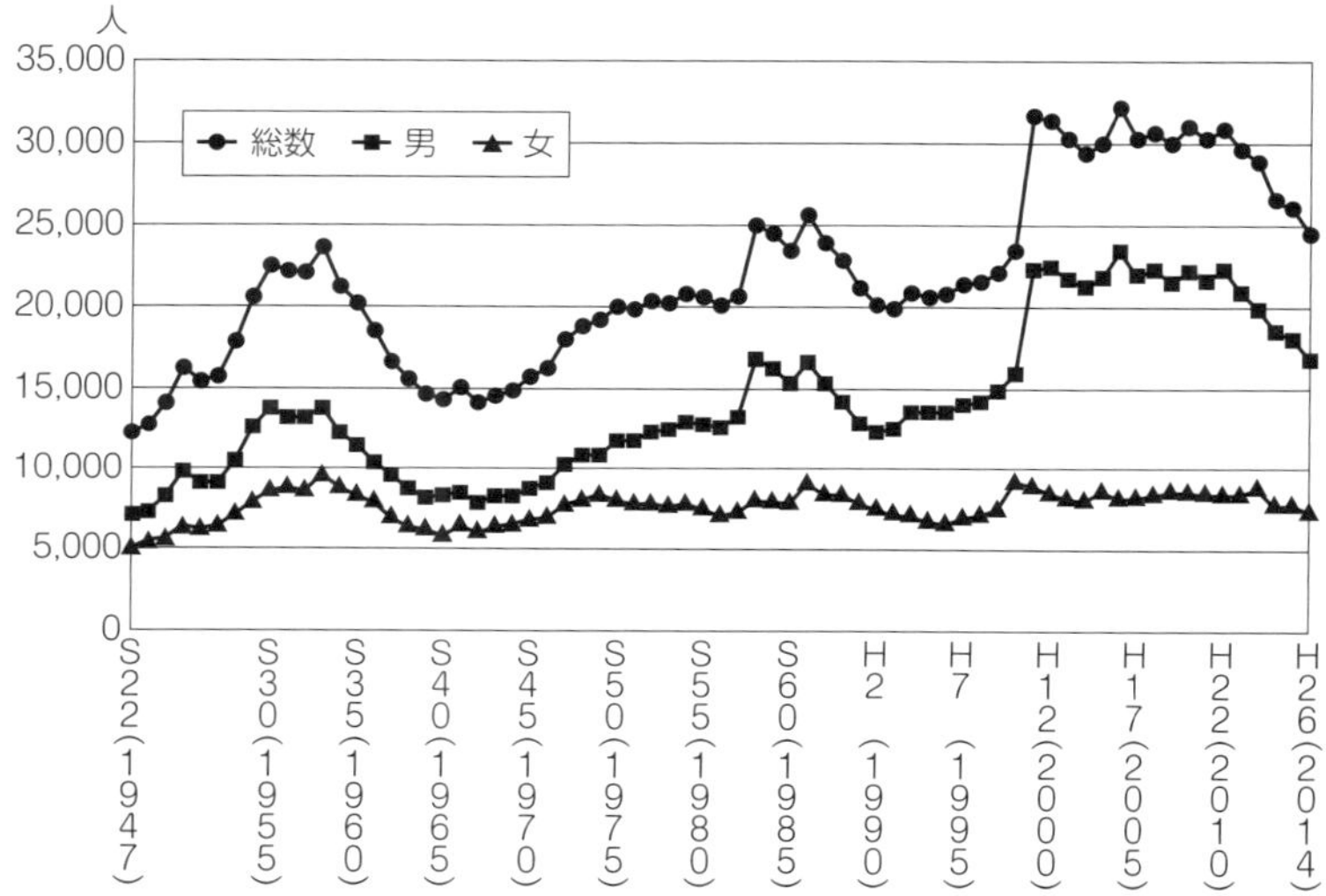

※厚生労働省「人口動態統計」より厚生労働省自殺対策推進室作成のグラフをもとに作成

森田必勝が三島の介錯をしたけれど、失敗して遠ざけられて、もう一人が替わって介錯し、これは一刀のもとに切り落としたらしい。

ただ偉いなと思ったのは、三島のお腹を見ると、十センチばかり真一文字に切られていて、そこから腸が出ている。だから、相当深くやったんです。

もう一つ感心したのは、身体が立派だったこと。贅肉がなくて、6《シックス》パックといってお腹の筋肉が六つに分かれている。たぶん、自分の絶頂で死にたいという思いがあったんじゃないか。自殺というのは大抵、発作的にするものだと思うけれど、計画してする人がいる、ということを実感した。

養老　日本の伝統なんだよね。僕はあんまり好きじゃないけれど。というのは、**生まれてくるのも自分の意思ではないのだから、死ぬ時もそうあるべきだと思うんです**。生まれた時にはわからない意識が、死ぬ時を決める、というのは辻褄が合わないじゃないか、と思う。

近藤　そうですね。ただ、同情すべき人はいます。僕のセカンドオピニオン外来に、自殺希望の五十歳くらいの女性が、お母さんに車いすで連れられてきた。子供の時に学校で馬飛びをして遊んでいて、馬になって潰された時に首の骨を折って、それいらい四肢麻痺で手足が動かない。つきっきりのお母さんもだんだん年を取ってくる。お母さんがいなくなったらどうなる、と考えたんですね。

前に病院に入った時にセクシャル・ハラスメントのような、とても嫌なことがあったらしい。自殺する方法を教えてくれ、と言うんだけれど、四肢麻痺だと難しいんです。他にも自殺する方法を教えてくれ、と言ってきた人が二、三人いる。本気で自殺したい人がいるというのはわかっているし、自殺は権利自由だと僕は思うから、そういう場合は一緒に考えるんだけれど、この女性の場合は難しかったですね。

安楽死の定義もあいまいな日本人

養老　オランダに行ったらどうですか。

具体的な方法はいろいろありますけど、僕は絶対に言わない。そういうケースであっても、やはりしょうがないじゃないですか。周り次第だと思いますよ。『夜と霧』を書いたヴィクトール・フランクルが議論していますよ。**自分が二度と起きられないとわかっている人の命に、どういう意味があるか、人生にどういう意味があるか**。

その人が自分のどうしようもない状況に対してどういう態度を取るか、それをフランクルは「態度価値」と呼んでいますよ。それがその人を見ている周りの人を勇気づける。**諦めて投げ出してしまったら、生きるということに希望がないですよね**。苦しいかもしれないけれど、何とかしなければならない。大人の世界、たとえばオランダなどでは安楽死を認めていますが、日本は安楽死という方法を取るか取らないか、まだ決めているとは言えない。まあ、法律では安楽死は禁止されていますが。

近藤　ところが、実際にはけっこう行われているんです。がんの末期の患者にはモルヒネよりもっと直接的な方法もあるんです。これが正式な手続きなしで、どうも在宅医療なんかで行われているようなんです。

養老　でも、**昔の医者はたぶんやっていましたよ、いろんな方法で**。

近藤　その辺が日本のあいまいさですね。これをオランダで正式な許可なくやると、殺人罪になる。なぜ日本で行われていることを知っているかというと、ネットに医師の経験談として載っている。

養老　**何で今の人は何でもかんでも喋っちゃうんだろうね**。僕の後輩にバカがいて、言わなきゃいいのに「ヤクザの小指を切ってやった」と言う（笑）。ヤクザもヤクザで、麻酔して指を切ってもらっている。今の人は黙っていることができないんだね。ネットがある時代だからこそ、ますます黙っていなければならないのに。

近藤　安楽死実施体験がネットに載るということは、相当に広まっているということなんでしょう。日本初のケースなら、そう簡単にネットに経験談は載らないから。

無理して嫌なことばかり思う国民性

医者がエリートである特権は「言わないこと」

養老　知らないことは大事なんです。知らなくていいことは、世の中にたくさんあるんですから。**何でも「知っている」と言えばいいわけではないし、知らないという立場を貫くことも重要**で、医者がエリートであることの特権は、むしろそこにあるんです。

墓場まで持って行くということは、昔はごく普通にありましたよ。「関係者が生きているから書かない」と日経新聞の連載「私の履歴書」に書いていたのは東大法学部の田中耕太郎です。東大経済学部で起きた有名な平賀粛学（戦前に学問の自由をめぐって教授の大量辞任が起きた事件）について、「言わない」というところまでは書くけれど、内容は書かない。

近藤　僕も言わないことはありますよ。政治家を診た話とか。すでに亡くなっているからプライバシーの問題はなくても、言わないのがエチケットだから。
養老　政治家も医師も、本来はエリートですから、大変な仕事だったはずなんです。靖国問題もそうだろうと思うんですよ。自分の命令一下で大勢の人が死んでいるわけですから、政治家はどうしても何かしなければいられないという気持ちになる。それが軍の関係だったら靖国のような形になって現れるんです。その感覚が今は全然わからなくなってしまった。**民主主義は平等で何でも情報公開すれば済むなら、エリートは要らないですよ。**
近藤　まあでも、エリートは必要ですよね。
養老　人間は社会性動物ですからね。ボスが必要なんです。日本は昔から上手にそれを分担したので、天皇と政治を切り離すという形もそうですよね。これは大した智恵だと思う。だから千年以上もったんですよ。

自殺率の高い中国女性と低い日本女性

養老　興味深いのは中国で、二十代、三十代の女性の自殺率が目立って高い。これはどうも中国の嫁さんがイビられて自殺することが多いらしい。一人っ子政策では男の子優先でしょう。女の子を生むとイビられる。

近藤　それから見ると日本の女性は、男性に比べて自殺率半分ですよ。

養老　そりゃあ当然ですよ（笑）。**男から見れば当たり前です。寿命も長いし、実にハッピー。**

近藤　日本の男性は社会に出て嫌な思いもいろいろして、責任感もあって。一方で女性は、かつては家にいることが多かったから、周りの女性たちとの繋がりも強くて孤立していない。そういうことが精神的な安定につながっていたと思う。

これは大昔、人類がアフリカにいた頃からそうだったんだろうと思う。狩猟採集という場合の採集の方は女性の役目で、木の実を拾ったり、イモを掘ったりする。これは比較的競争がない。木の実を拾いながらペチャクチャ喋ったり、子どもに乳を与えたりして、平和だし。男の方は狩りに出なければいけないから、獲物の多い少ないがあって大変だったはず。タンザニアあたりに、今でも昔の生活スタイルを守っているハッザ族という人たちがいて、そこに入って一緒に生活して体験記を書いた人がいる。

それを読むと、タンパク源としてヒヒを狩るんだって。獰猛ですばしっこいヒヒを弓矢で狩る。そして自分で数匹仕留めないと、生活力がないと見なされる。中にはどんくさい奴もいるでしょう。そうすると嫁さんも来なくて、自殺まではいかないにしても、かなり落ち込む。同じような状況は現代にもあって、しかも**現代では他にもストレスがあったり、孤立したりして、自殺にまで追いつめられることが多いんじゃないかな。**日本の女性も、今後さらに社会にでる人が増えるから、自殺率が変わっていくかもしれないですね。

ストレスといえば、南アフリカは貧しい人が多い上にアパルトヘイトがあった国じゃないか、と言う人がいるけれど、それは差別している集団と、されている集団の問題であって、それぞれの集団の中では比較的平和に暮らしているんじゃないかと思う。

養老 いや、**貧乏人は自殺しているヒマないよ**。僕らは戦争を通っているから、あの頃はみんなが貧乏で生活に追いつめられて、自殺なんか考えてられない。どっちみち自殺しなくたって、空襲でやられる、兵隊に取られる、いくらでも死ぬ方法はある（笑）。

日本人はどこまで本気か

養老 僕はね、小学校二年生の時に教科書に墨を塗ったんですよ。教科書に墨を塗るというのは、大変に良い経験なんです。間違ったことは墨で塗ればいい（笑）。それが何を意味するかというと、**自分で確かめたことでないのは全部風評の類**なんです。

だから、文春が何を書こうと、朝日新聞が何を書こうと、NHKが何を言おうと、それはあくまでもそれぞれが言っていることに過ぎない、というスタンスです。だって僕たちは、特攻まで出している時代を通り抜けているから。

僕が解剖を選んだのは、そこに嘘がないと思ったからで、戦後モノづくりをやったのは、僕と同じような心性を持った人たちだと思う。モノを作るのは嘘が無い。車を作って走らなかったら自分のせい。共産主義のせいでも民主主義のせいでもない。解剖も同じですよ。どうしようと、誰のせいでもない。

近藤 それは確かに基本的なことですね。

養老 墨を塗らされたことが、たぶん近藤先生の世代との一番大きな違いです。

近藤 ただ、養老先生はそういう風に思われたけれども、何も思わず考えず墨を塗ってた人もたくさんいたわけですよね。

養老 ああ、そうそう（笑）。人によるんだよね。僕には非常に印象的なことで、これは応えたんです。

どこまで本気か、ということがあるんですよ、特攻だとか一億玉砕だとかいうことに。今思うと、日本人はまったく本気ではなかったなと思う。というのは、僕が生まれたのは昭和十二年。盧溝橋事件が起きた年です。七月の盧溝橋事件以後、中国はずうっと本土決戦なんです。**日本が「本土決戦に備えよ」と騒いでいた間に、中国は実際に本土決戦だった。**そのことに気づいたんです。

日本は、硫黄島、沖縄、原爆で終わりですわ。これから本当に本土にかかろう、という時に万歳しちゃった。だから、本土決戦はまったく本気じゃなかったな、とわかるんです。本気じゃないからこそ、「本土決戦になったらどうする」とか言っていたんですよ。

近藤 真面目じゃないよね、竹やりだとか（笑）。

養老 本当にそう。我々はそれをやらされてましたからね。子どもでも思いますよ、バケツで本当に空襲の火事が消えるのか、と（笑）。原発にヘリコプターから水を撒いている映像を見たときに、僕は「またやってら」と思いましたよ。

近藤 あの時は、原発を冷やす氷を買ったり、水を止めるのに紙オムツの材料を集めたり。

養老 日本人の反応って、本当に変わらないなと思う。

近藤 一億玉砕という言葉とか、それぞれ日本人がどう思っているかは知らないけれど、**建前の上ではみんな同じ方向を向くという心性が、おっしゃるように江戸時代から今日に至るまで、ずうっと続いているん**ですよね。

今日の問題はたいてい、江戸時代かそれ以前に始まっている。たとえば、人口問題。江戸時代には人口三千万人しかいなくて、明治になって急に産めよ、増やせよという話になった。江戸時代に鎖国していて人口も少なくて、外国から侵略されるという恐怖心があった。それで明治維新が始まっても征服されたくないという気持ちが強く、富国強兵で人口も増えた。不思議なのは食糧との関係。普通は人口は食糧生産の限界で頭打ちになるんです。ところが、明治時代になってよそから輸入しているわけではなくて、食料自給率が百パーセント近いのに、どういうわけか人口ばっかり増えている。分配する効率が良くなったのかなあ。

ナチスの近代から身体の統制が始まった

養老　日本人がなぜここまで健康診断をしたがるかというと、近代になってね、身体の統制が始まったんです。これを一番ちゃんとやったのは、ヨーロッパでは、やはりナチス・ドイツです。**ナチスの健康政策というものがあった。**僕らが子どもの頃には、デンマーク体操なんていうのがあって、これが始まった北欧も同様です。

要するに、**世の中がコントロールしようとする対象に人体が入ってきた**んです。人の身体というのは自然ですからね。本当はコントロールできないんだけれど、暗黙のうちにコントロールしようという動きが出てきたわけです。その動きを日本も取り入れた。日本の場合は軍隊ですよね。

唐木順三に「型の喪失」というすぐれた評論があります。これによると、**日本人は江戸時代からの立ち居振る舞いをすべて失った。**僕なんか畳で育って、椅子の生活でどう立ち居振る舞いするかは習ってませんもの。だけど、明治になっていきなり畳から椅子の生活になっちゃったでしょ。本来はどうしたらいいか、わからないはずなんですよ。

そこに入ってきたのが、軍隊です。軍人というのは身体を統制します。だから軍人は動きが型にはまっているでしょ。唐木さんがこの評論を書いたのは戦後ですから、戦後はその軍隊もなくなった。日本人の身体の動きは、さらにぐちゃぐちゃになってしまったんですよ。

僕が大学生になる頃にはもう、若い人の立ち居振る舞いはだらしがない、電車の中で立ち方がなってない、躾ができてない、と言われたわけですが、考えてみたら大きくなった身体をみんな持て余していたんですよ。**どういう風に体を動かすか、という所作は、本来はどんな文化にも自然とあるはず**です。

僕ね、オーストラリアに行って、アボリジニですら、ですら、というと怒られちゃうけれども、所作を持っていると知った。ある時、二階のカフェから公園が見えていて、見るともなく見ていると、アボリジニのおばさん二人が公園に入ってきて、座っておしゃべりを始めたんですね。その一人が、後ろに手をやって手探りをしている。それは何をしているかというと、プラタナスの落ち葉がたくさんある中で、大きな一枚を手探りで探って、その上に手を突いたんですね。その一連の動作が、とても優雅なんです。

ああ、これは自然の中で生きている彼らなりの身体表現なんだ、所作があるんだ、と気づいて胸を打たれました。**それを日本は消していったんです。その代わりに、理屈でなんとか**

しよう、頭でなんとかしよう、というのが「健康」です。

全部理屈でしょ。僕は大学にいましたからね、大学というのは理屈が専門ですから、言おうと思えば言えるんですよ。殴り合いは身体でやるものだけど、**理屈の言い合いというのもあって、いくらでもやるけれども、でも、本当は信じていない**（笑）。身体にしみついたものでないと、僕は信じない。

日本人は理屈を言われすぎてね、健康問題もこうなっているんですよ。

近藤　世界でも最低の状態（笑）。でも、欧米にも健康志向というのはあってね、この数千年間、狩猟採集社会から農耕社会になって、養老先生のおっしゃる「脳化社会」になっていく。それまでは狩猟採集に勤《いそ》しんでいて、身体を動かして余計なことを考えるヒマはなかったんですよ。**そもそも健康、という考え方もなかった。ないけど幸せだったみたいね。**

養老　少なくとも健康問題に悩まなくていい（笑）。

日本人の幸福度は実際、低いでしょ。これだけ自分たちは健康ではないと思っているし、未来に対する希望もない。何でそんなに無理をして嫌なことばかり思うんだろう。

近藤　未来について考える時間が長すぎるんでしょうね。

養老　**暗黙の義務感に縛られている。**

天下りと利権のため法律はできる

健康診断は一億玉砕だ

近藤　世の中に健診ルールがはびこっている現状は本当に大変ですよ。会社によっては、健康診断を受けないと懲戒だ、というようなことを言って社員を脅すところがある。僕の外来にわざわざ、「受ける必要はありません」という診断書を書いてくれ、と頼みに来る人がいるんです。何だか本末転倒だな。

養老　**法律で決まっているから、健康診断を受けないと会社が罰せられる**、と言うんだけれどね。どうして法律で健康診断なんかを守るの？　会社が罰せられると言うなら、総務の人にボーナスでも出して罰せられたらいいじゃないの。僕、それがいいと思うよ。

つまり、**健診をやらせたい勢力が会社の管理部門を自分たちの手先に変えているん**ですよ。

全国民を検査するのは意味がないよ。一億玉砕だよ、これは。日本人はすぐにそうなる。下らない規則ほど守るから。

近藤　罰金や罰則は無いけれど、健診の受診率が低くなると健康保険組合の負担金を上げられたりする。そういうことをするんですよ。

養老　社員にいくら医療費がかかっているかはわかるんだろうから、会社が反論すればいいじゃないですか。健診を受けてもちっとも健康になっていない、と。近藤さんみたいな人がいないとダメか（笑）。

近藤　日本という国は異常です。**会社で職場の健康診断をやっているなんていう国は欧米先進国にはない**ですよ。**これは厚労省関係の利権で、会社や社員は被害者**です。

養老　まあね、健康診断が好きな人は勝手に受ければいいんですよ。だけど、**全員に強制するというのがわからない**。それでは民間企業の意味がないでしょう。

学校制度も同じで、みんなが学校に行かなければいけないと思い込んでいるでしょ。いま、フリースクールはけっこうあるんですよ。子どもには反逆者がいてね、小学校にはもう行きたくない！　となったら、フリースクールに行く子がいる。それでいいんですよ。何も小学生の時に必死で勉強しなくたっていい。小学校の算数なんて、極端に言えば中学に入ったら三日もあればできる。

近藤　確かに。

養老　実際に、フリースクールを主宰している人から聞きましたよ。中学に入ったら、子どもたちのモチベーションが変わる。今まで勉強していないから、面白いくらいやるようになる。それを小さいときから机に縛り付けてやらせるから、「いかにして教育を受けないか」を必死で考える子どもができる（笑）。そうなると、もうモノも考えなくなる。これは子どもたちにしてみたら立派な適応だと思いますよ。**モノを考えないのは、今や大人も同じなんです。**

間接喫煙の死亡者数は誰にもわからない

養老　いま東京二十三区内では、外でほとんど煙草は吸えないでしょ。屋外禁煙ですからね。**僕は屋外禁煙という国は海外で見たことがないです。**逆じゃないの？　普通は屋内禁煙でしょう。

近藤　それで、煙草を外で吸っている人がいると、ヒステリーみたいに怒る人がいてね。

養老　それなんですよ。

近藤　日本人は本当に規制が好きなのよ。

養老　僕は、昭和三十年代に医学生でしたから、内科の先生に習ったことをよく覚えていますよ。肺がんの講義で、肺がんの増加とモータリゼーションの進行が完全に比例している、と習いました。グラフもあった。僕は真面目に講義を聴いていましたから。

近藤　**肺がんの種類が変わってきましたよね。**肺の腺がんが増えている。これはおそらく大気汚染の影響です。かつて多かった扁平上皮がんは、おそらく煙草関連のがんなんだけど、煙草を吸う人が減って、この扁平上皮がんも減っている。気管支の太いところが扁平上皮なんです。その奥の方に行くと、同じ一続きだけれど「腺細胞」という部分があって、これは少し細胞の恰好が違う。

煙草を吸うと、なかには細かい粒子もあるけど、主な発がん物質は手前の扁平上皮のところで止まって、がんができるんだな。大気汚染の粒子は細かくて、扁平上皮のところでは止まらず、奥の方まで行って腺細胞を刺激し、腺がんの原因になるんだろうと思う。まあ結論としては、煙草を吸いたい人は吸えばいいのでね。

養老　議会で議論することではない（笑）。まあ、僕らが小学生の頃は無かったけれど、今の国会は小学校のホーム・ルームみたいなものじゃないですか。

近藤　そうですね。法律が変更されて、受動喫煙防止とかいう改正健康増進法ができましたが、あれは大きなお世話ですよね。

養老　**間接喫煙の死亡者数が交通事故の死亡者数を超えた、なんて厚労省の関係者が真面目に**

言ってるんだもの。

近藤　**そんなもの、統計が取れるはずがない。**

養老　交通事故の死亡者は僕でもわかりますよ。でも、間接喫煙で死亡した、と誰がわかるんですか？　本当は誰一人わからないでしょう。

近藤　受動喫煙で死にました、と実際に言う人がいるからね。

養老　今は喫煙関係は言いたい放題です。

近藤　フェイクニュースだよね。大統領や首相が平気で嘘をつく世の中ですからね。

受動喫煙防止法で利権が増える

近藤　そもそも、そんな法律が無くたって、社会の常識で喫煙できる場所は自然にどんどん減っている。なぜ、わざわざ法律にする必要があるのかというと、結局、利権なんでしょう。そのために役人たちがうごめくわけ。

受動喫煙についても、政令で定めるということになって、禁煙講習会みたいなものを企業に義務付けるんじゃないかな。講習会の主催団体を作ったりして、定年後の働き場所も確保できるし。分離喫煙のための改装も工事代が発生するし、いろいろ利権が増える。厚生労働省の役人にとっては、法律をつくったのは大手柄なんです。

養老　受動喫煙防止の後はカジノ法案でしょ。賭け事でしょう、あれは。カジノは世界中にあるけれど日本には無いから面白いと僕は思っていた。

マレーシアにはゲンティン・ハイランドという一大高級リゾートがあります。教え子が立ち上げに関係していて僕は時々行くんですけれども、ハイランドにはゴルフコースや高級ホテルがある中で、お客の目当てはもっぱら賭け事、カジノなんです。マレーシアはイスラムだから、国民は基本的に賭け事はやらない。つまり、お客は中国人か、シンガポール人です。

ラスベガスの最高級ホテルのキッチンを、ある食品関係の人が見せてもらったそうです。そこで何を作っていたか。ギョウザとチャーハンですよ。最高級ホテルでも、裏ではギョウザとチャーハンを作っている（笑）。お客は中国人なんです。おそらく日本のカジノ法案も、中国の金持ちを引っ張ろうという肚《はら》でしょう。

近藤　そうでしょうね。

養老　誰が、何のためにやるんですか、あれは。**どうして国会で、ただ儲かればいいという仕事を平気でやるのか。**

近藤　本当にそうですね。ギャンブル依存症になる人が生じても構わないという、恐ろしい底意を感じます。

1パーセントを根拠に99パーセントを縛る

近藤　今後はどうなって行くでしょうね。規制改革を叫んだ頃よりも、今はさらに規制が増えちゃってる。

いいか悪いかは別にして、民泊の問題でも必ずすぐに規制をかけるでしょう。それでいて一方で海外からの旅行者を増やせとか言うのは矛盾しているよね。外国ではみんな、日本じゃ都内は煙草は外で吸えないとか、知らないでしょう。

養老　この前イタリア人が堂々と吸いながら歩いてたもん（笑）。**要するに世の中どんどんシステム化されて行くでしょう。何でも一律にしていく。**一番はっきりしているのは空港ですよ。細かーい持ち物の規制がある。最近は慣れてわかってきているけれどもね、電池類なんかは難しいですよね。カメラマンが使うような大きいのは持ち込めない。理由もよくわからないんですよ。まさにあの検査だけで産業が成り立っているんです。あれはなぜか、がんの問題を言いませんね。空港の検査でがんになったって、誰か言わないかな（笑）。

近藤　いまは放射線を浴びせる機械が導入されていますね。

養老　何か知らないで、あそこで服を脱いじゃった人が昔いましたけどね（笑）。あの規制を見ているとよくわかる。例外を根拠にして普通の人を縛るんです。

近藤　おっしゃる通りです。1パーセントを根拠に99パーセントを縛る。しかも、残りの99パーセントの人たちは、わりとおとなしく従っちゃう国なんですよね。

養老　怒っているのは僕ぐらいですよ。僕がコンビニで煙草を買うでしょ。そうすると、十八歳未満じゃありません、というボタンを押さなきゃならない。あんた、何か間違えてない？　八十歳の間違いじゃないの？　と思うよ（笑）。あれはただ意地悪なだけでしょ。

近藤　**禁煙をあれだけ声高に言うのは、もうファッションですよ**。日本の画一主義の良くないところで。

養老　だけど、煙草を吸う人がゼロになっちゃうと、天下り先はなくなるから。泥棒とお廻りさんの関係。私は泥棒の筆頭にされているだけです（笑）。

近藤　僕が住んでいるマンションで理事の役が回ってきて、ワイフに一年間やってもらったら、何万円と払って消防の講習会に二日間出なければならなかった。何百人と聴講に来る講習会が、毎日あちこちで開催されているんです。

防災のことで、ここまで大規模にやる必要ある？　これも利権です。**規制緩和なんて言っても難しいのは、法律が消えると官僚の天下り先が消えるのが大きい**。だから抵抗するし、できた法律は消えないんです。

養老　僕が一番嫌いなのは、煙草がいけないと言っている人の顔が見えないことなんです。もともとこの運動は、世論をどう操作するかというSNSを含めた世界的な実験の一つだと僕は思っている。

べつに陰謀論ではないですよ。アル・ゴアが書いた『不都合な真実』の半分は禁煙運動で、もう半分は地球全人類に関係する地球温暖化ですから。

最初のきっかけは反捕鯨ですよ。反捕鯨団体を国際的に立ち上げて日本の捕鯨をつぶす、これは成功した。

子どもの集まりが国を動かしている

近藤　それにしても、本当に国会でバカげた議論をするようになりましたね。

養老　煙草もカジノも、国会で議論する話ですかね。やりたい人はやればいいでしょ。何で国会で決めて堂々とやりたいのかね。

自衛隊も同じ。**後ろめたいけどやらなければならない、そういう状態にしておくのが大人であって、それを後ろめたくないようにしよう、というのは子どもの発想ですよ。**

戦さというのは裏表、良い悪いがある。その代わりやるなら本気でやってもらわないといけない。日陰者だから、とふてくされるのが最悪なんですよ。自衛隊がそうなるのは一番困る。だけど、表面的にはダメと言っていても本当は必要だという暗黙の了解があればいいんです。今までそういうことでやってきたんだから。

近藤　そうですね。

養老　安倍さんあたりの世代は、もうそれがわからないんじゃないですか。昔の政治家は相当真剣に考えて、死ぬ気でやっていましたよ。

それはやっぱり、その時でないとわからないことがあってね。戦史もので「記憶に残そう」と言ってメディアが当事者に語らせようとするけど、当時の兵隊さんは戦後、何も語らない。それは、語ってもわからないだろうということがわかっているんです。通じる、通じないの話です。

でも、**通じない部分があることが、非常に大事かもわからないです**。通じないけれど、わかっている人が人口の中に何パーセントいるか。それは、メディアからは読めないですよ。そういう感覚は、メディアが常にわかっていなければならないことじゃないですか。戦後の社会を見ると、「通じないことがわかっている」世代の人が生き延びている間は、ある種のブレーキがかかっている。今はそれが相当なくなっている。

図1のグラフに見るように、健康観によく出ていますよね。**今の日本は、わざと自分たち**

を不幸せにしているように感じます。昔、言論の世界で自虐的と言いましたけど、言論だけじゃないですね。健康なくせに病気のふりをするのも自虐的。

僕はオウムの事件が今でも気になっているんです。あんな裕福な時代に、日本人はなぜかああなってしまう。

近藤　オウムで最初に自白した林郁夫は、慶應の医学部の心臓外科医で、僕の二年上でしたけど、彼の奥さんは中学からずっと同窓だったんです。ときどき会って食事をする仲間の一人でしたが、林郁夫と結婚してから急に「酒は飲めない、教えで禁じられている」とか言うようになった。

そのうちに、オウムの診療所があって、そこから僕のところに患者を送ってくるようになったんです。がんの放射線治療をしてくれ、と言って。がんというのは確かで、二人くらい診ましたけど、明らかに目つきが違うんですね。

どうも真面目な人たちで、将来に対する不安や現状を否定する感覚が強かった。自由になると、かえって何かおかしなことをし始める、という人間の習性でしょうか。豊かになって自由な時間が選べると、逆に何をしたらいいのかわからない。人生の意味なんて考え始めると、かえって混乱するのかな。

養老　そういうことは完全に関係しているような気がしますね。

製薬会社と医療のためにみんな「病人」になる

近藤　**そもそも、人生について考える必要はないんだよね。**僕は、人生の目的は無いと思っている。だって、人間本来の姿を一万年より前におくと、人生の意味や目的を考えている人は誰もいない。その日の食料を得られればいいというだけで、不安もない。

養老　**逆に言えば目的はハッキリしていたんです。生きていればいいわけですから。**

近藤　意味だ、目的だ、と言いたいなら、それはめいめいで考えればいいので、そこを禁ずる必要はないけれども、その代わり人殺しだけはしないでね、ということですね。

養老　集団になると出てくるんですね。宗教は昔から、殺し合いはさんざんやってますから、キリスト教なんかすごいですよ。三十年戦争で人口が半減していますから。人はそういうもんなんです。自分が健康だと思えないことと、現代人がハッピーではないことと、オウムが出てくることは、すべて関係しているような気がします。

近藤　管理はどんどん進んで、不健康でいる自由もなくなりましたね。それも良くないんじゃないかなあ。

養老　自由ではないですよ。北朝鮮と同じ状態です。北朝鮮は政治で管理しているだけで、全体としてみると、日本はソフトに同じことをしているんですね。

近藤　日本の場合は、どこが何をしている、というわけではないんですね。

養老　みんなが自発的にそうしている。社会全体の考え方として。

近藤　ただ、**健康については、キープレイヤーは医者と官僚と製薬会社ですね**。一般の人たちは観客だな。ワールドカップで言えば、球場に押しかけて一所懸命、医者と製薬会社と官僚がプレーしているのを応援して、盛り上がって一つになっている。そういう構図じゃないかな。

養老　**ここまで不健康だと思っている人が多い状態で、一番利益を得るのは製薬業界と医療業界でしょ**。図1のグラフは医療のために存在しているような作品ですよ。

近藤　これを見て、医療のためにこんなに騙されている人がいる、と思う人は少なくて、「もっと健康にならなくちゃいけない」と思うわけです。

養老　そう考えると、非常に合理的な、良くできたグラフです。

近藤　OECDそのものが、経済を守《も》り立てようという組織だからな。

養老　アメリカの医療制度が徹底的に悪い理由がよくわかる。医療制度はいらないよ、とみんな言っているわけですね。一方、こちらは世界に冠たる医療制度だと自認する国ですから、そのためにはみんなが病人だと思っていればいい。何となく答えが出ちゃった。

本当は自立できる日本人

日本の経済は自前で回して行ける

近藤　日本はいろいろな意味で恵まれた環境なんですよね。

養老　そうです。たとえば、水の問題。日本は本当に湿度が下がったんです。水の循環はローカルだから、地面を舗装してさーっと海に流すようになって、**昔に比べたら今は地面が相当乾いています**。昔は水の形で地面に溜まっていたから。乾いて土壌生物が変わったんじゃないかと思いますよ。

明治神宮の調査で、はっきりわかったことがある。ダニの仲間でササラダニというのがいるんです。落ち葉の下なんかにいて、落ち葉を食って土壌に戻しているタイプの、一切病原体とは関係ない土壌生物です。前の調査に比べて、このササラダニだけが、種類がだいぶ減りました。**明治神宮のように、わりと大きくまとまって自然が残っているところでもダメ。要するに、地面の湿気が少なくなっていると思う。**それでも、水はそれほど困らないでしょ。

近藤　世界の水不足に比べれば、ずいぶんマシですよね。南アフリカのケープタウンなどはひどいらしいです。

養老　オーストラリアもひどいらしいですね。アメリカの進化生物学者のジャレド・ダイアモンドが調べて数字を出していますけど、水の量で適正人口を計算すると、オーストラリアは八百万人らしい。僕が行っていた七〇年代は七百万人だったけれど、今のオーストラリアの人口は二千百万人です。そうすると、完全に水が足りないです。**日本が非常にありがたいのは、よその国から流れて来る川はない。**江戸時代からずっと国内だけでやってますから、水を公平に配分するノウハウは非常に長けている。

近藤　メコン川なんか大変ですよ。複数の国を流れているから、上のほうでせき止められちゃうから。

養老　その上は中国ですからね、なかなか橋もかけられない。何が流れてくるかわからないから。

近藤　日本は人口減が問題だと言っているけど、減ったほうがいい面もありますね。

養老　それはそうです。声を大にして言った方がいいことがあって、一つは経済ですね。

図13　貿易依存率　対GDP比

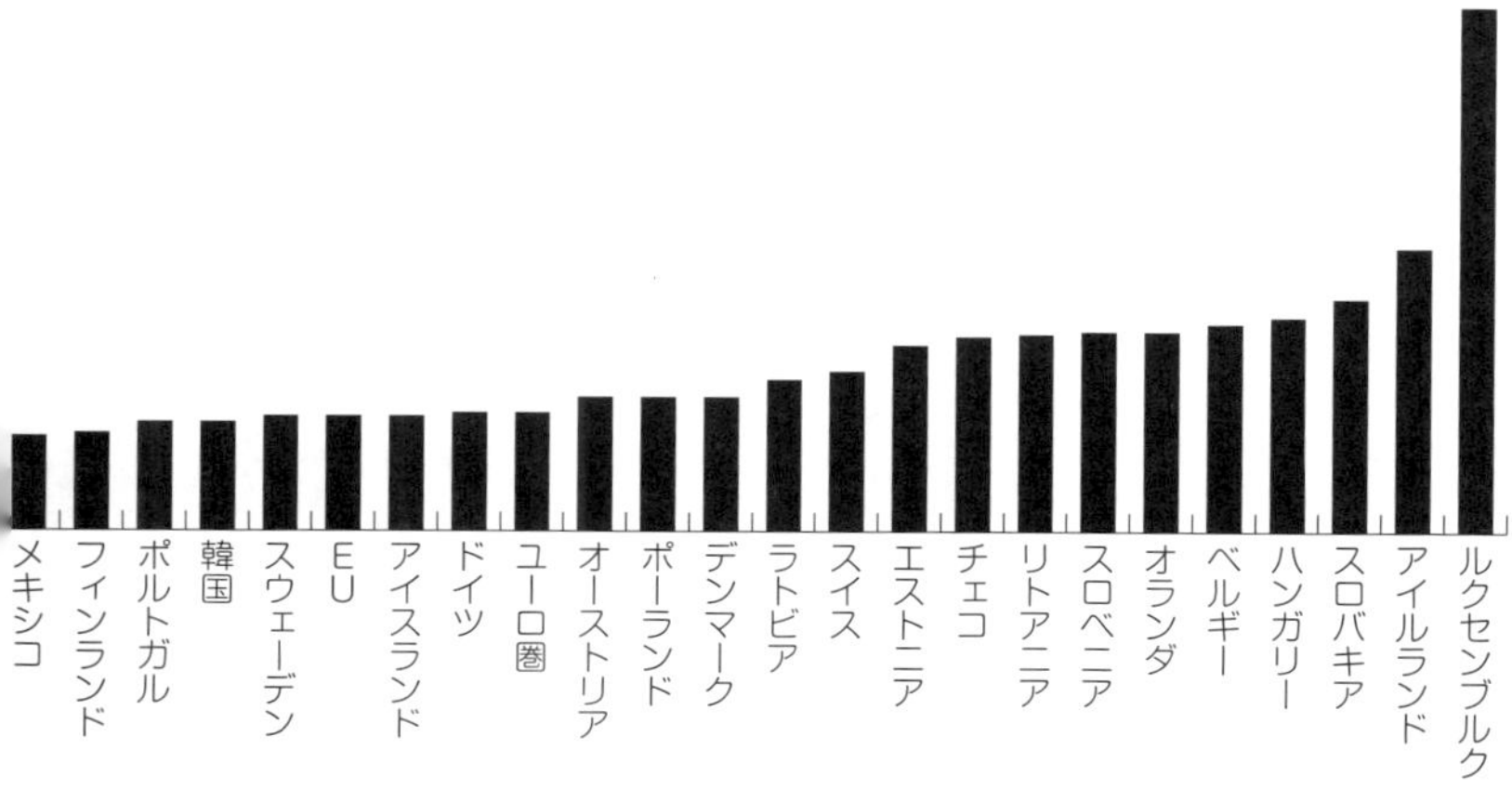

※OECD調べ。2017年までのデータ使用

たとえば、日本のGDPの輸出依存率はどのくらいだと思います？

近藤　6割か7割くらいですか。

養老　だと思うでしょ。17パーセントなんです。**明治以来の富国強兵政策のもと、我々は無敵皇軍と教育されて、強兵で騙されてきたという自覚がありますよね。富国の方は今でも騙されています。**開国して外から物資を入れ、輸出もどんどんする、という富国政策に。

実は、日本は自前でやった方がいい国なんです。石油だけは買わなきゃならないですがね。

僕は、あるイギリス人に「日本は自前でやっていけますよ」と言われ

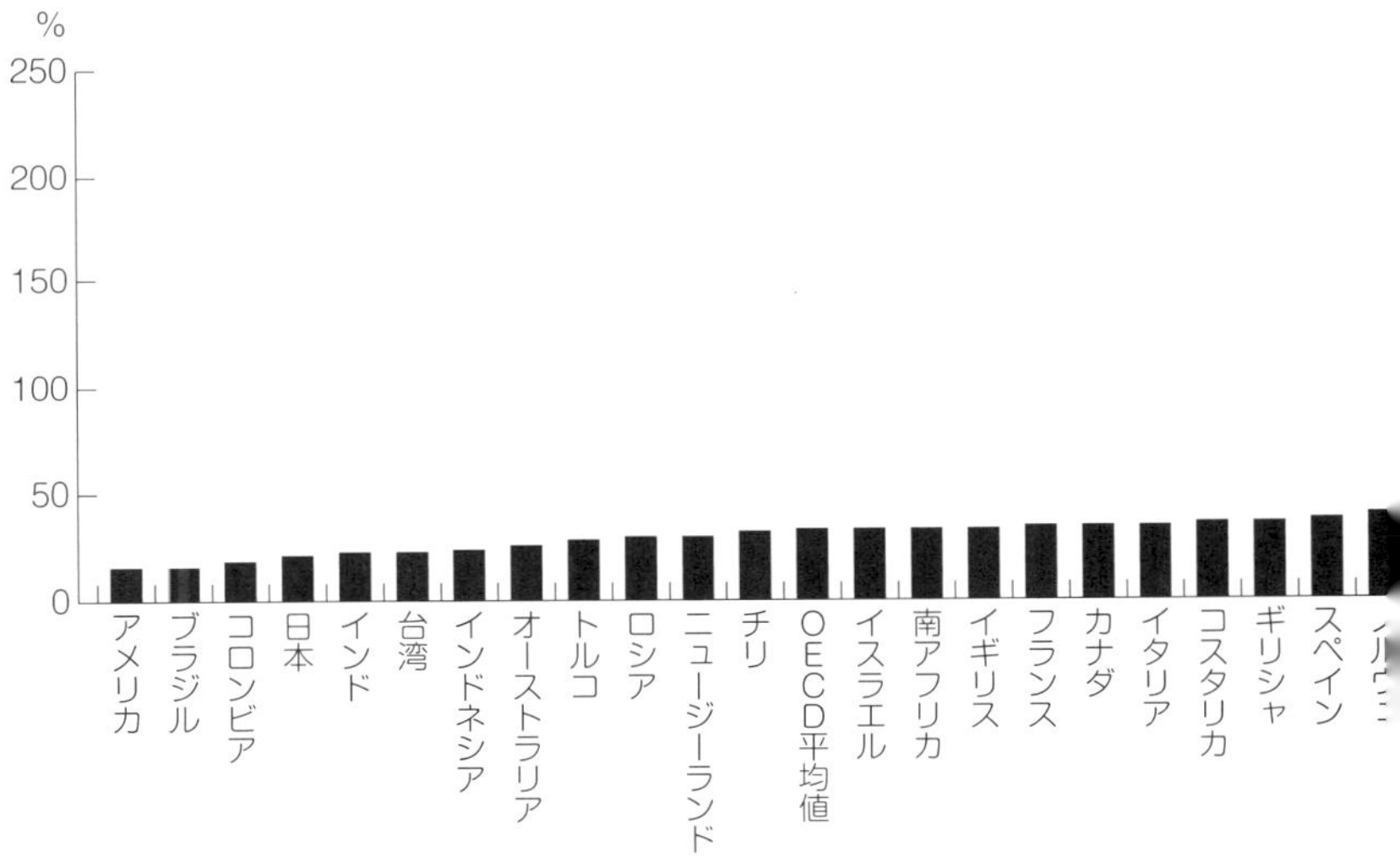

たんです。イギリスは同じ島国でEU離脱の問題で揺れていますから、彼らはそういうところは敏感なんです。

ほとんどの人は、日本の輸出依存率は50パーセントを超えていると思っているでしょ。韓国と並んでいると思っている。ウソです。GDPの50パーセント以上は、おそらく個人消費です。日本はまったく自分の国を誤解していますよ。

近藤　僕も反省します。

養老　円安に振れると、「輸出産業は一息つきました」と必ず新聞は書くけれども、僕らが旅行する分は入っていない。使いでがない、損になってるんですけど、と言いたい（笑）。そこら辺の感覚は、メディアも全然変わってないです。僕、講演に行くとタクシーの運転手や講演先の関係者に聞くんだけど、大体の人は日本の輸出依存率は50パーセントを超えていると思っている。メチャメチャだよ、これ。現状誤認もはなはだしい。もちろん、構造上は大きな輸出企業に頼っている下請けもたくさんあることは確かですよ。それをどうカウントするか、という問題はあります。大企業の海外移転もあるかもしれない。それにしても、ドイツや韓国みたいなことはないんです。

金額ベースの食料自給率は70パーセント

近藤　しかも、**輸入と輸出が釣り合って低いから、外国との国交が絶たれても、それほど困らない。**

養老　**そうなんです。それなのに国民がそう思わされていない。**円安でトヨタ、日産が得しているんです。円の安さは異常でしょ。それなら観光客だけ呼び込んで、あとはじっとしている方がいい。石油を買う分だけ稼げばいいんだから。

島国は独自のルールで生きていく方がいいんですよ。大陸はいろいろなものが入ってくるから、普遍的なルールがどうしても必要になりますけど。食料自給率も、農水省が一時期言った数字はそれこそウソがあって、あれはカロリーベースなんです。家畜の飼料などもすべて含んでいる。日本は家畜用の安い飼料もたくさん買っているから、カロリーベースにすると自給率は40パーセントです。ところが金額ベース、つまり皆さんが食料に払う金額で考えると、自給率は70パーセントなんです。国産品に7割かけている。

近藤　牛なんて、自分の体重の九倍くらいの飼料がいりますからね。だから、牛を飼わなければ、あるいは数を減らせば、日本の食料自給率はずいぶん改善します。しかも、霜降りにするためには九倍どころか十数倍の飼料が必要でしょ。

養老　あんなものはぜいたく品にすればいいんですよ。肉が食いたければ鹿を食えばいい。

近藤　輸入が全部止まっても、日本人は飢えない。国内の食料生産のどこに比重をかけるかは、それなりに変えていくだろうけどね。

養老　食料自給率が問題になった頃、おそらく二〇〇〇年代の初めですが、僕は農水省の会議に出ていました。当時の田畑の広さをそのまま固定して輸出入を止めた時に、国民全体の総カロリーとして昭和二十年代の分くらいは確保できます、と言っていた。すでにその頃、国民がギリギリ生きて行ける分は大丈夫だったんです。今なら技術的にギリギリということはないですから。

近藤　今は消費カロリーも昭和二十年代と同じか、むしろ減っているしね。

養老　そう。身体を使って働かなくなっているから。

近藤　それに、痩せたほうがいいと思ってる人が多い。

養老　よく防衛問題というけれど、**僕は日本の防衛は万全だと言っているんですよ**。そういうことで食料は大丈夫だし、問題が起こったら原発を破裂させれば誰も来ない(笑)。こういうことを言うと非難されるけど、それは自分たちも被害を受けるからでしょ。でも、**自分たちがまったく被害を受けずに国を守れると思っているのか**。単にどちらがよりマシか、という計算の問題ですよ。

近藤　日本人が自分は被害を受けないと思っているのは、おそらく日清日露で勝って以来じゃないですか。あの頃までは、「負けたらどうしよう」と思っていたはずです。

養老　前にも言いましたが、日本はしていないけど、中国はずっと本土決戦だから。

東アジアはこのままでいい

近藤　**中国が戦争で凄いのは、遺伝子のパターンからもわかります**。ミトコンドリアやY染色体を調べれば、アフリカからどういうルートで入ってきて、どういう系統を辿った民族か、ということがわかるんです。なぜかというと、母親の卵子のミトコンドリアが娘の卵子に受け継がれるから、ミトコンドリアDNAが同じ人たちは、先祖が同じだとわかる。これに対しY染色体は男性にしかなく、父親から息子へと受け継がれるから、Y染色体が同じ男性は、先祖を同一にすることがわかる。そうすると、中国は男性のY染色体のパターンが女性とは全然違う。Y染色体だけで見ると、男性はほとんど単一民族なんです。

ところが、女性のミトコンドリアにはいくつかのパターンがある。ということは、昔、漢民族でない男性はすべて殺されたということです。

養老　**中国に漢民族が入ってきた時、東に逃げたのが日本人で、西に逃げたのがチベット人ですよ**（笑）。だから、日本とチベットに同じような染色体が残っている。

近藤　本当に中国の殲滅の具合がすごい。男性は殺されるか、奴隷にされて子孫を残せない。これに対し女性は、戦争があっても殺されずに、性の対象とされて生き残る、ってこともよくわかります。

養老　僕のミトコンドリアを調べたら、中国南部の系統と言われた。揚子江より南ということです。半分ウソでしょうけどね、母方は辿れば中国南部らしい。Y染色体はチベット・日本でしょう。

近藤　確かにチベットにいる人たちと日本人の遺伝子は近いです。もっと辿ればアフリカだけどね。

養老　だから、**今のアジアの政治状況は当然の結果なんですよ。長い時間をかけて、お互いに距離をもった方が良いという結論でこうなったんです**。東アジアはこれでいい、と僕は思う。日本は自給して自分で立つ。変な国際化や多国籍化はしない方がいい。

新聞も雑誌もそうでしょう。日本語で書いて日本で売っているのに、何がグローバルだよ（笑）。日本が独自のやり方を貫くことは、長い目で見ると貴重だと思いますよ。世界は国際化していってしまうから。

近藤　悪い面としては、健康問題なんか特に特殊な状況になってしまうんですよ。**健康診断は良くないという英語の論文はたくさんあるのに、誰も読まないから**。

養老　そう。時々は、世界の常識と比較して考えなければならない、ということですね。

第5章

結論　医療に何を期待する？

- 事故や怪我、やけどの治療は素晴らしい
- 健康診断をどう切り抜ける？
- どうしても何かしたいなら、身体に害のないことをしよう
- 嫌なことはしない、健康診断は受けない

事故や怪我、やけどの治療は素晴らしい

アフリカで乳児の死亡率を下げたもの

近藤　ここまで医療の問題点を論じてきましたが、養老先生がいま一番良いと思う医療は何ですか。

養老　外的に起こった急激な異常に対するものですね。**たとえば怪我や急性伝染病に実際にかかってしまった場合など、昔に比べたら今の医療は素晴らしいです。**スキーの怪我や交通事故など、脳外科や整形外科に運ばれてずいぶん助かっている。

近藤　それは同感ですね。あとはやけど。

養老　これは助かるなあ。骨折なんか今、問題じゃないもの。昔だったら大変ですよ。

近藤　だけど、こういうのは病気じゃないから（笑）。

養老　そう（笑）。事故なんだよ。乳児医療が発達したというけれど、これも大方はインフラが整備されたせいかな。**アフリカで乳児の死亡率が下がったのは、スポーツドリンクのおかげだし。**

近藤　うん。たとえばコレラ。昔はよくコレラで人が死んで大変だった。これが疫学の始めで、イギリスでジョン・スノーが、井戸水から感染することを見つけて疫学の方法論ができた。

これはたんなる下痢なんてものではなくて、当時はバタバタと人が死んだ。ただ、今考えると当時は栄養状態が悪かったんだね。途上国の死亡率が高いというのは、最近でも下痢性疾患が多いんだけれど、水様の下痢が一杯出ても、スポーツドリンクみたいなもので水分補給すると、かなりの確率で助かる。

だから、ハイチかジャマイカで、大津波のあとに何万という人が劣悪な状況に置かれたんだけれども、医療がカバーしている範囲では、コレラなどの死者は出なかった。

養老　子供がやられるのは脱水なんですよね。僕が現役の時にすでに、下痢は気にするな、食わせろ、という風に医療は変わっていた。食べないで脱水を起こす方が問題が大きい、と。

近藤　**下痢というのは本来、悪いものを身体の外に出す反応ですからね。どんどん下痢させないといけない。**世の中にはまだそういう人がいると思うけど、下痢をすると「お腹に良くないから」と水も与えないことがある。それは逆効果なんです。

養老　ただ、水と一緒に塩分を補給させなきゃいけない。水だけを飲んでも水ぶくれになるから。

近藤　**塩分については「身体にものすごく悪い」「一日6グラム以下にしろ」とされて、うす味のマズいご飯を食べている人がいるけど、それも嘘です**。

いま日本人は一日10グラム前後の塩を取っていますが、それを20グラムも30グラムも取ったら、確かに身体に良くないかもしれない。でも、それだと塩味がきつすぎて、そんなに摂取することはあり得ない。

有名なグラフがあるんです。塩を取らない人たちは血圧が低い、そして塩分摂取量が多いほど血圧が上がる、というグラフなんだけれど、この低い人たちというのは、ブラジル先住民のヤノマミ族など、日常的に塩をまったく取らない人たちなんです。

その代わり平均寿命は四十歳くらいで、血圧は低くても早く死んじゃう（笑）。その人たちを除いてグラフをつくると、**塩と血圧の関係は、ほぼわからない。ましてや寿命との関係はまったく不明です**。すべては血圧に目を向けさせようという、日本高血圧学会の戦略なんです。

養老　だから、測らなければいいんですよ。測るから気になるので。僕は「血圧はどうですか」と聞かれると、「ありません」と答える（笑）。「測ったことがありません」の略なんだけど。

体温は高くない方が長生き

近藤　これもみんな勘違いしていることですが、体温が高い方が長生きだ、というような話を最近よく聞くでしょう。でも、これが真っ赤なウソ。

ハーバード大の関連病院で患者の体温を測ってその後の死亡率を見たら、体温が低い方が死亡率が低かったんです。身体を温めればすべて良くなる、というのはウソです。必要な時には身体が勝手に体温を上げるんだから、放っておけばいい。

不思議なのは、みんな体温が高い方がいいと思っているくせに、風邪で熱が出るとせっせと解熱剤を飲む。

養老　それはね、頭で考えて身体をいじれると思っているから。**都会の生活というのは、そもそも身体にとっては異常な生活でしょ。**エアコンで室温を管理して、灯りもいつも同じ明るさで点いていて、筋肉はほとんど動かさないし、いつも一定の状況で暮らせるようにする。こういう状況では身体は怠ける。

今まで何万年も、朝起きたら明るくなって、風が吹いたら寒くて、日陰や日なたでも温度は変わるし、一日のうちで気温も変化して、という環境で人間は生きてきたんだから、身体はそのくらいの変化がある方がいいはずなんです。

暮らしが都会化されるにつれて身体が怠けるようになったら、自分の健康状態が体感としてわからなくなって当然だと思います。こんな環境で一日ずっとオフィスで仕事をしていたら、確実に身体はおかしくなってくると思う。頭はともかく。

近藤　頭もおかしいのかもしれない。

養老　だから、東京というのは頭のおかしい人が集まっているところで、その中枢で物事を決めてるんだから、おかしくなって当たり前ですよ（笑）。だって、病院でほぼ100パーセントが生まれて92パーセントが死ぬんだから、**都民というのは仮退院中の病人ですよ**。病人がまともなことを考えられるわけがないだろうって。

健康の基準をどこに取るか、という話ですよ。昔の人類が暮らしていた環境が身体にとっては健全な環境だとすれば、都会にいるとそれがどんどん外れてくる。移動するにも身体はまったく使わないわけだから。

高齢者は病院へ行けば行くほど早く死ぬ

近藤　高齢者が多くなってくると、病院に行けば行くほど早く死ぬ。これはもう間違いないね。イスラエルなど、地域の病院の医者がこぞってストライキする国がありますね。救急患者は受け入れるけれど、頭痛だ腰痛だと言って来る人は診ない。そういう時のデータを見ると、**ストライキ期間中の死亡率は下がるんです**。

養老　医者が殺してるわけ。

近藤　ずいぶん葬式が減っている。では、何科が本当に必要か、というと、救急科はまあ必要だろうと思うけれども、高齢者はあまり期待しすぎてもいけない。というのは、**心筋梗塞や脳卒中で意識がなくなって家族が救急車を呼んだ場合、五体満足で病院を出て来られるのは数パーセント**です。

後は脳に障害が残ったり、四肢に故障が出たり、社会生活を営めない状況になったりする。僕は自分のリビング・ウィルに「救急車を呼ぶな」と書いてある。自分で判断できる状況なら、自分で判断すればいいいんですよ。だけど、自分で判断できない状態になったらそれはもう、アウトだからです。

養老　僕の後輩の救急医が書いていますが、くも膜下出血が唯一嬉しい、と。嬉しいというのは、治しがいがある。後はほぼ後遺症が残ってしまうので、救急医としては自分は何をやっているのか、という思いがあるんだね。

近藤　救急医が何かの対談で言っていましたけど、七十歳以上の人は救急車はトリアージュ（選別）しようと。七十歳以上は来てももうほとんどダメだから、病院には来るな、と言っている。くも膜下出血にしても、全員が助かるわけじゃないですよね。おおざっぱに言えば、死んじゃう人が3分の1、助かる人が3分の1、寝たきりなど後遺症が残る人が3分の1。

養老　だから、他のケースはそれよりも悪いということですよ。

近藤　心臓外科医にしても、ゴッド・ハンドみたいな人たちを持ち上げるようなドラマがあったりしますが、あれは過大評価です。

養老　きわめて例外的なケースでしょうね、きっと。

近藤　そもそも天皇陛下に行われたような心臓バイパス手術については、もとはアメリカの退役軍人に行った比較試験があるんです。内科的な治療とバイパス手術との、二つのグループを作って比較したら、バイパス手術をしたグループの方が五年目の生存率が少し良かった。それで、バイパス手術が世の中にワーッと広まったんです。ところがさらに追跡調査してみると、死亡率に差はなかったの。だから、最初の段階で過大評価なんです。

脳ドックには意味がない

近藤　養老先生は空港で目まいがして倒れても、医療を拒否したんですからね。でも、一般の人たちに関しては、風邪はともかく、倒れちゃったら「何かしてくれ」という気持ちになるのは仕方がないと僕は思うんです。医者が駆けつけてきて、「どうしましたか」という事態になるのは当然ですよ。

だから、**最低限言えるのは、倒れた時ではなくて、元気な時にはなるべく病院には行かない、薬は飲まない、ということ**だと思うんです。

養老　そうですよ。僕は普段は病院に行かないけど、医者にかかる時は「さあ殺せ」ですよ。一心太助（笑）。任せる時は徹底的に任せる。自分で何とかできない状況になったら仕方がないでしょう。

医者は言ってみれば天災の一つみたいなものだからね。医者の選び方というのも運のうちだから。自分で意識して選んだつもりでも、当たりかどうかわからない。運が良ければ相性の良い医者に当たる、というだけ。

近藤　**脳ドックなんかも、やっているのは日本だけ**です。まったく無意味ということは論文になっているんだけどね。

養老　そりゃそうです。だって**脳みそのどこがどうなってるのか、まだわかっていないんだから。**

近藤　受けると生存率がわずかに上がるかもしれない、という研究はある。だけど、何か見つかったら手術をしてその後遺症が酷いから、脳ドックは受けない方がいいというのが結論です。脳ドックが認知症予防になる、とか言うけど、まったく根拠ないよ。あり得ない。**検査して認知症にならないなんて、あり得ないでしょう**。予防薬もないのに。

繰り返しになりますが、医者が増えすぎたということが基本にある。増えすぎると、医者の中で差別化する必要が生じるから、専門医が増えるわけ。

健康診断をどう切り抜ける？

「受けなくていい」選択肢が企業に必要だ

近藤　健康診断については、「職場で受けなければいけない」と法律で決まっているのが、血圧測定と採血、レントゲン正面一枚、それと尿検査、心電図です。

養老　血圧は測ってもあんまり害はないな。採血はちょっと血を損するけど。

近藤　血圧を測ること自体は害はないんです。でも、そこで高血圧と言われると、薬が始まってしまう。これが病気の始まりになってしまうわけです。

ＭＲＩについてよく聞かれるんですが、害があるかどうかは大いなる謎なんです。医者たちの意見では人体に害はないことになっているけど、ものすごく強い磁場だから、ＭＲＩがある部屋に間違って酸素ボンベを入れると、びゅっと飛ぶ。ボンベに当たって死んだ人が何人もいる。それぐらい強い磁場で身体に何も影響がないと言えるかどうか。一方で、ピップエレキバンみたいな、ごく弱い磁場には効果があると言っているんだから、ここには大きな矛盾があるわけですよ。

養老　大体、検査の機械に絶対安全ということはないですよね。NHKの僕の知り合いのアナウンサーが、胃カメラで食道に穴があいて三ヵ月入院した。

近藤　若い、不慣れな医者にやられた、と言う人もいますが、**研修医の実験台にされるのは昔も今も同じ。**若い人にやらせないと研修医やレジデントが集まってこない。だから、いくら名医のいる病院でも、実技をやっているのは大体若い人です。

養老　それはしょうがないですよ。誰でも初めての時はあるんだから（笑）。

近藤　**日本で健康診断というシステムを無くすのはもう無理です。国民のかなりの部分も、あったほうがいいと思ってるでしょ。**会社も健診をしないでブラック企業のリストに載せられるとダメージが大きい。

養老　だから土建と同じで、そろそろ、大人の智恵を働かせて、したことにして済ます時代ですよ。近藤先生を顧問にして、実際は手抜きで見かけ上は健康診断をしたことにする。レントゲンは誰かのコピーをいっぱい作っておけば、たぶん全部同じでもバレない。尿の検査はやったことにしておけばいい。

健康診断を受けないと会社が怒られる、というなら近藤先生を嘱託医にして、受けたことにすればいい。そういうコースも選べるようにする。念のためだけど、私も医師免許は持ってるんですよ（笑）。使ったことはないけど。

近藤　でも、インターンをなさいましたよね。ああ、あの時代は研修医はまだ医師免許をもらっていないんですね。

養老　そう、インターンだからもらってない。

近藤　それはいい考えだけれど、やったことにしてサインなんかしちゃうと刑法に触れるから。

養老　ほら、近藤先生は真面目だから（笑）。**最後は「忘れました」と言えばいいんです**。確かやったと思うんだけど、と。本当に健康診断をしない企業はイメージダウンするのかな。

近藤　健康診断を何とかしてほしいと僕に言う人がいるんだけど、それは主体性がない。口幅ったいけど、僕はここまで言い続けて、これ以上何をしたらいいの、と思う。会社組織の幹部にどうにかしてほしい、と言ったって、上へ行けば行くほど妥協がうまくなるからね。そういう人が幹部に選ばれていくから、まったく期待できないよ。

養老　**組合がそういうことをやればいいんだよ**。お金のことばかりじゃなくてね、福利厚生の意味で、「健診は受けたくない人もいる」と主張する。

近藤　そうですね。

「意識が無いのに栄養補給」は日本だけ

近藤　健診システムが最終的にどうなるか。日本経済がクラッシュした時には健康保険組合がお金を払えない。そういう状況が来た時にどうなるか、なんだね。

いま病院は入院ベッドも減らしている。日本のベッド数はこれまた世界一なんですが（113ページの図7参照）、こんなにみんな健康なのに、何でベッドが多いのか。しかも、ベッドはほとんど埋まっている。それは、寝たきりの人をずっと生かしておくから。もうひどいですよ。六人部屋に行くと全員意識がなくて、みんな胃ろうをされていたりする。

養老　僕の現役の時にも、不沈戦艦と言われている入院患者がいましたよ。まったく意識がない。僕の同僚の若い医者が外の病院へ出て、十年くらいして東大病院に帰ってきたら、その患者さんはまだ生きてる。「俺、こんなにハゲちゃったのに、患者さんは髪の毛も黒ぐろしていた」と言っていた。

余裕があればそれでいいんですよ。でも、余裕がなくなってきた時にヒューマニズムなんて言っていられない。**今の状況は、歴史的にはあり得ない状況なんです**。

近藤　あり得ないというのは、日本人のある種の節操の無さも関係がある。ヨーロッパでも脳卒中で意識がなくなった人が出ますが、その時に、「食べられなくなったら人間はおしまい」という昔ながらの世界共通の倫理観が生きているから、それ以上は食べさせない。**スプーンなんかで無理やり食事の補助をするのは虐待だ、という考え方**なんです。寝たきりになる人はほとんどいない。少なくともそういう方法は採れるわけだ。

病で倒れて意識が無くても栄養補給をする、という日本のやり方は、医者たちが作り出した習慣なの。国民的な同意を与えられたことは一度もない。

養老　ただ一方で、僕が現役だった頃に、いわゆる意識が無いと見える人を、トイレや食事くらいは自分でできるようにしちゃった人がいるのね。それをやった人は看護師ですよ。その後、筑波大学の教授になっちゃったけど、その人が言っていたのは、ドクターに「何でそんなことができるんだ」と聞かれるけど、理由は先生方が考えることでしょう、と笑っていた。生き物ですから、そのくらいの日常的なことは、介護はあまり要らない程度まではできるようになることがあるんですよ。それを諦めて放っておくからね。

これは本当に悩ましい問題です。女房が北海道ですから、田舎に帰るといろいろな人から相談を受けます。若い人が交通事故に遭って、身体が利かないから普段は二階のベッドで寝ているんだけど、何か面白いことがあると階段を降りてくる。これは怠けているとも断定できないですよね。人間は楽な方を取りますから。ネコを見ているとよくわかる。

車いすにいつ乗せるか、というのも難しい。いったん乗せてしまうともう戻れないですからね。厳しいお医者さんについていれば、できるだけ使わないようにしなさい、と言われて頑張る。だけどリハビリはつらいですからね。車いすを使った人に聞くと、こんなに楽ならもっと早く使えば良かった、と言う。

結局どういう結論が出るかというと、医療はやっぱりケース・バイ・ケースですね。これを**多国籍、グローバルな論理でやると、ケース・バイ・ケースがなくなってしまう。**ケース・バイ・ケースだから面白い。そのためには規模を小さくしないといけない。だから、**日本は日本でやればいいんです。**多様性と一口に言うけれど、多様性を維持するのは難しいんですよ。けっこう無理をしないといけない。

近藤　それはそうですね。ただ、さっき僕が言ったのは、意識が無くて回復可能性がない人は、結局人工的な方法で栄養を与えざるを得ないから、それは止めた方がいい、ということです。それがむしろ、世界では標準的な考え方。

望ましい医療のあり方はキューバにある

近藤　じゃあ、医療はどういう状況が望ましいかというと、キューバはローテク医療で国民がけっこうみんな満足しているんですね。医療の桃源郷。

養老　あれは世界的に見るとよくわかるんです。**イギリスでは良い医者はみんなアメリカに行っちゃう**んですよ。そうするとイギリスはどうなるかと言うと、インドなどイギリスの旧植民地系のところから良い医者が入ってくる。今度は植民地系の国で手薄になるから、またアフリカの方から補充されて入ってくる。これは医者に限らず看護師さんも同じで、みんな待遇のいい方へ行っちゃうのね。

そうすると、一番まずいのが待遇が最低の国なんです。医療の空白地帯ができてしまう。そこを埋めてくれるのが、キューバの医師団なんです。アメリカ人の映画監督マイケル・ムーアが、アメリカの医療をキューバと比べた皮肉な映画を作っているでしょう。

近藤　『シッコ』ね。あれは面白かったですね。キューバは専門医ではなく、ほぼ家庭医で、薬の数も少なくて、一人ひとりをしっかり診てくれて、話もよく聞いてくれる。住民はそれでみんな満足しているわけね。

養老　ブータンはお坊さんがそれをやっているんです。**自分付きのお坊さんを勝手に決めて、人生が面倒臭くなった時は、そのお坊さんのところへ行く**。すると、お坊さんは浮世の損得に関係がない地位にいるから、案外良いアドバイスをしてくれるんだと思います。ブータンにも医療はもちろんありますよ。西洋型と、あそこはチベット医学だから漢方もあります。

西洋の医学が必要な場合も当然あるので、それで割合にうまく回ってるんだと思う。

近藤　どこからが医療か、というのは難しい問題ですね。僕も体験しましたが、ストレスでも体調はおかしくなる。**体調だけでなく心配事も相談できる人がいたら、「病は気から」のような心理的なものは解決できてしまう**。

養老　プラセボ（偽薬）は4割効く、と言いますからね。

近藤　たいていの薬は、効くと言っても3割から4割までしか効きません（笑）。プラセボが効く、という話からもわかりますが、医者が「大丈夫ですよ」と言うのは、患者にとっては大きな安心材料になるんです。

養老　だから僕は、医者が余命を言うのはけしからん、と言うんです。

近藤　言われた人は、医者に言われたその時が来たら恐怖だろうなあ。

養老　だから、**身体のことだけではなく、人生を見守ってくれるような家庭医がいるキューバの方が、医療は充実していると言える**んです。

近藤　小さい時から自分を知っていてくれる医者と話しているだけで、気分が良くなってくる、ということもあるでしょうね。

養老　うちのおふくろが典型的にそうでした。幾つになっても医者ができたのは、医療行為をしているのではなくて、相談に乗っているだけなんです。人間関係が希薄になってしまったら、そういう医療は成り立たないですよね。ホテルの従業員と同じで、常に不特定多数の人と接するだけだから。ホテルの人とどのくらい親しくするべきか、僕はいつも迷うんです。荻生徂徠《おぎゅうそらい》が書いているでしょう、江戸の人間はみな旅宿人だ、と。旅の宿の人。当時の奉公人は代々務めるのが基本だったから、孫子の代まで考えると自らを規制する、簡単に辞めたりしない。ところが、江戸の人間は給金が低いと言ってはすぐに辞める、と書いている。

それは横断的な行動で、ただいま現在の状況で最適なことを選ぶ。田舎だと縦の時間の経過が入ってくる。だから、田舎の人が都会に憧れるのもわかるんです。田舎では火元は七代祟るとか言って、火事なんか起こすとなかなか忘れてもらえない（笑）。

どうしても何かしたいなら、身体に害のないことをしよう

栄養を取り、健康法には期待しない

近藤　結局、「医療の助けをいつ借りるか」は、怪我ややけど、骨折などの時だけで良い、ということじゃないかな。繰り返しますが、元気な時には病院へ行かないことです。

養老　どうしようもなく苦しい時だけね。

近藤　そうですね。がんの転移で急に痛みが出てくる、という人は、まれだけどいる。そういう時は、**夜も眠れないとなったらやっぱり病院へ行った方がいい**。

養老　歯が痛かったら歯医者に行こうと思うでしょ。歯の痛いのを我慢している人は、あんまり見たことがない。辛抱しても治る見込みはない（笑）。

近藤　それから、**健康法に過大な期待をしない**ことです。たまたまがんが消えた人が何かのサ

プリかなんかを取っていると、「このサプリでがんが治った」というような本が世の中に出てくるわけだけど。

まあ、ふくらはぎをもめ、とか腎臓をもめ、とか言う本もありますが、身体に害がなさそうなら、ご愛嬌でいいと思いますけどね（笑）。

養老　どうしても何かしなければいけない、という思いに駆られるから、それならなるべく身体に害のないことをすればいいんです。

近藤　**害があるのは、食事の内容を変えて野菜だけを取れ、というような粗食の勧め**ですね。これは命を縮める。ちゃんとタンパク質も食べて、栄養を取らないとダメです。

養老　食べたいものを食べればいいんじゃないですか。僕はそうしてます。**いろいろなものを食べたいだけ食べる。量は大体決まっている**。食べられない時は食べないし。

近藤　人間はこれまで、その場所で食べられるものを何でも食べて生きてきたんですよね。ネアンデルタール人も、同じヨーロッパでも住んでる場所によって、肉ばかり食べていた人と、野菜ばかり食べていた人で違いは出てくる。動物が多いところだと動物を狩って、スペインの森林地帯だと動物はいないから植物ばっかり食べるとかね。

それによって寿命がどうだったのかはわからないけれど、いま確かなのは、バランスよく食べるのが良い、何かに偏るのは良くない、ということ。

一粒で長い間効く薬は危ない

養老　僕が現代人として思うのは、**同じものを習慣的に食べるのは止めた方がいい**、ということね。コンビニの弁当だけを食べ続けたりするのは、やはりマズいんじゃないかと思う。リスクを散らせ、ということですね。

身体を作っている分子は、七年ですべて入れ替わるでしょう。七年は体内に留まる可能性があるのだから、できるだけ分散して栄養を取っておいた方が安全です。特定のものだけでは、何かが身体に溜まったりするから。僕がいま一番飲みたくないのはマラリアの予防薬ね。**一粒で一週間効く**、というんですよ。つまり、**一週間その成分の血中濃度が保たれるということだから、何かの副作用があったら大変ですよ**。長い間効いている薬は、僕は勧めない。

近藤　いまの新薬にはそのタイプが非常に多いです。老人や子どもの薬の飲み忘れを防ぐ、というような名目ですが。

養老　その薬が身体に合わなかったら、非常にマズいです。

近藤　特に動物用の薬がひどくて、犬猫用のダニを防ぐ薬に一月効く、というのがあります。

養老　ダメ、それは絶対ダメ。犬猫は何も訴えることができないからと言って、それはいけません。人間だって、必要なら忘れないように飲めばいいんだから。忘れていられるくらいなら必要ないんだよ（笑）。

近藤　あの手この手で新商品を開発しなければならないと思っているから、そういうことになる。**新しくできた薬には気を付けた方がいい**です。人間、自分が飲むのは躊躇しても、ペットに一ヵ月間効くとか言われると、怠け心が起きてその気になっちゃうのかな。僕は自分の犬を何匹か飼ってきたけれども、獣医に連れて行ったことがない。フィラリア予防の薬なんか毒だからね。フィラリアになったらなったでしょうがない。それより、あんな毒を定期的に飲ませるのは耐えられない。僕は犬猫の医療は虐待だと思っているから。

養老　人間のフィラリアを無くそうと思えば、薬を全員に飲ませるしかないですよ。ああいった菌や虫の類は全体の5パーセントを切ると、ひとりでに無くなるんです。感染率が下がる。公衆衛生とはまた別の話だけれど、やるならその地域で徹底的にやるしかない。

前にも話したように、僕は若い頃、奄美大島でフィラリアの撲滅を目指して治療をしたことがある。でも、患者さんは嫌がって薬を飲みません。というのは、虫が人間の身体の中で死ぬ、というのは大変なんです。死ぬ時に虫から異物が出てきて。

だけどね、人間のフィラリアなんて、世界的に見たら億単位の患者がいるんですよ。熱帯に多い。考えてみればそれだけいるんだから平気だ、と言うこともできるわけですよね（笑）。

近藤さんではないけれど、それを病気だと言えば、また仕事になって利権ができてしまう。

近藤　有名なところでは、西郷隆盛が奄美大島に流されている時にフィラリアにかかって、睾丸の袋が大きくなっちゃって、馬に乗るのも大変だったそうですね。最後に切腹して首を切られた時に、たくさん人が死んでいるから、どれが西郷の身体かわからなくなった時にそれでわかった、という。当時は何も治療はしなかったから。

養老　いや、今も治療法はないですよ。薬で虫を殺している。治しているのは身体です。

二十歳過ぎて出る症状はすべて老化

近藤　僕ね、患者さんたちによく言うんです。「二十歳過ぎて出てくる症状は、みんな老化だよ」って。

養老　年は治りません。これは軍人がよく知っている。**二十二歳の集団と十八歳の集団では、もう回復力が違う**。軍隊の訓練はきついですからね、はっきりわかるんです。スポーツ選手だって同じでしょう。三十五歳を超えたら、スポーツ選手は自分の最高記録は超えられない。

近藤　サッカー選手も普通は三十五歳くらいで引退ですもんね。九十歳を超えても歯が、目が、と言う人は不安に耐えられなくなった、とも言えるわけですね。

養老　**九十歳で死にたくないと嘆く人が多い、とホスピスの医者が嘆いてた**（笑）。ということは、その人は九十になってもまだ生きてやりたいことがあるんでしょ。どうして今までやってこなかったんですか、と。その人は生きそびれているんでしょう。成熟するとは、適当な時期に適当なことを済ませることだから。

近藤　一口に九十歳というけれど、患者さんを診ているとさまざまですね。しっかりしている人、年相応の顔をしている人、若く見える人、もっと上に見える人。それは、それまでの人生の過ごし方でしょうね。もう一つは、血圧の薬を始めいろいろな薬を飲んでいると、顔に生気がなくて、人相に出ます。薬によって、かなり精神面も影響されるみたい。

養老　これはきちんとフォローすればデータになると思いますけど、脳みそは六十歳頃からバラけるんですよ。

近藤　バラける？

養老　六十歳くらいまでは、大体横一直線で行くんです。ところが、六十歳を超えたあたりから、大きさがバラけてくる。つまり、**脳が萎縮する人は萎縮するし、しない人はしない。個人差が激しい臓器の一つ**なんです。

近藤　それはわかるなあ。

養老　リクツで言うと、そもそも六十歳を過ぎた人の生き方は、自然選択がかからない。子どもを産まないでしょ。ということは、もうどうなろうとその先は知ったこっちゃないから、脳もバラけていいんですよね（笑）。次代に伝わらないから。

近藤　本当の自由が得られる（笑）。

養老　この先の俺の身体は自由だ！

近藤　生殖できる間は一所懸命制限をかけているけれども。

養老　だから、年寄りはバラバラになるはずなんです。あまりバラけていないように見えるとしたら、元気があるんです。年寄りに元気があったら大変ですよ。どこ行っちゃうかわからない。

人工関節には覚悟が必要

養老　たとえば**皮膚に傷がついて治るまでの時間は、年齢で全然違いますよ**ね。赤ん坊ならものすごく早い。同じ大きさの傷をつけてみたらすぐわかると思いますけど、年寄りの方が何倍か時間がかかる。

これはね、年寄りと若い人では、時間の流れる速度が違う、ということなんです。**年寄りは身体の中で起こる生理過程が若い人よりも長くかかるから、逆に言うと一日が短くなる**んですよ。小児科の医者が言っていましたが、子どもの病気は待ったなし。早く手当てしないとどんどん進んでしまう。年寄りだと、ある程度放っておいても、子どもの一時間が極端に言えば半日だから。

近藤　**病院に行って人工関節を入れてもらいたいという人もいるけれど、あれも情報が欠けている。**最近の人工関節は三十年もつんです、とか医者が言うんだよ。そりゃあ金属だからいくらでももつんだけど、入れた方の身体の骨が弱くなっちゃって、そこにバイ菌がついてエライことになるんです。医者はそこまでは教えてくれないから。

養老　ふだん機械を扱っているような感覚で自分の身体を見てしまうんですよ。**部品をちょっと入れ替えれば修理できるような気がする。**

近藤　人工関節を入れるかどうかについては、痛みの程度問題があってね。夜も寝られないぐらいの痛みだったら、これは人工関節を入れるのは仕方がないかな、と思う。ただし、その代わり十年先にどうなるかわからないよ、そこは覚悟してね、ということです。でも、少し痛いぐらいで入れるのはどうか。どの程度の状態で人工関節を患者に勧めるか、その基準も医者によって全然違うからね。

養老　そうですね。車いすと同じですよ。

近藤　これは間違えると、エライことになる。

養老　その辺はケース・バイ・ケースで考えるしかない。だからこそ、医者が必要なんですけどね。それを普遍的な原則で考えようとするから、無理が生じる。やっぱり保険制度が問題になるんです。

経済がクラッシュするまで医療は変わらない

養老　まあ、医は算術になってしまったから、「治療の必要がない」という判断を保険制度の中で評価するのは難しくて、経済は経済と割り切った方が僕は良いと思いますけどね。

近藤　ヨーロッパでも**イギリスは国営医療**です。患者は何も払わなくて良いというシステムだったんだけど、それでは本当に治療が必要な人がなかなか手術を受けられない、という事態になって、今はインセンティブが導入されている。そうすると、たくさん患者を診るほど医者の収入が増えることになり、だんだん日米と同化している。

でも、同じく国営医療の**オランダは日本よりもずっとマシ**です。たとえば子どもが中耳炎になると、日本では必ず抗生物質が出て、三日間あるいは一週間「必ず飲め」という話になる。オランダでは、まず**「これは中耳炎だから帰りなさい。治らなかったらもう一度来なさい」**と言われる。それで大体治るんです。ごく一部がクリニックに舞い戻って、抗生物質の投与、ということになる。
医療システムの影響は大きいから、**オランダの方法を日本に導入したらほとんどの医療機関や製薬会社は潰れる**わけです。だから、どうやってもこのシステムから抜け出すことは難しい。本当に変えようと思ったら、経済がクラッシュするまで待たないといけない。

養老　日本が変わる時はそれでしょ。明治維新も戦争もそうです。日本は非常に能率がいい国なんだと思う。最適な状況を作ることに長けている。比較的同じ教育レベルの人が、同様の文化のもとに暮らしているから、現状に最適な状況を一致団結して作りやすいんだと思う。**現状はもう最適になっていますから、それを動かすには他所《よそ》からエネルギーが入らないと動かないんです。**

近藤　明治維新は自分たちで成し遂げたように見えるけど、実際は外国からの圧力が原動力ですね。敗戦後はもっと直接的に動かされた。

養老　結局、外から力が入った分だけが動いた。独りでに一番良いところに落ち着くんですよ。安定平衡点と言いますが。その代表が自民党です。イデオロギーがあるわけでは決してない。野党が何か本当に良いことを言ったら、すぐにその政策を取っちゃうんです。だから、長期政権になる。
ちょうど良いところに独りでに落ち着いたものを動かすには、何か特別なことをしなくてはならない。そのために、本土決戦でギャアギャアやるわけでしょ。やってもあの程度ですよ。

近藤　今までは二回の外力で動いたけれど、次回は自らの経済の不具合で動く可能性がある。経済がクラッシュして。

養老　どうクラッシュしますかね。とにかく安倍内閣ほど緊縮財政をやった内閣はない。お金は出さない。根本は財務省のプライマリーバランスで、入るを量りて出づるを為すで、子孫に借金を残すなという主張をして、できるだけ予算規模を大きくしない。公共投資は過去最低と言われていますからね。

東京で考えると、リーマンショック以来ここ十年間ずっと、実質賃金は低下の一方で、当時に比べて15パーセントの低下ですよ。いろいろな統計を見ると、普通じゃないところがいっぱいあって、日本は独特です。相当面白い国ですよ。

では、答えは何かというのは僕もわからないけど、少なくとも経済に関しては金の使い方がわからない。東北の津波で作った防護壁もそうだけど、今度また中国地方で河川の氾濫があれだけ起こったから、何かやるんじゃないですか。そんなことしかしていないですよ。

それでも余力がありすぎて、土建業が救われないんです。神戸の震災の後に、日下公人さんと対談して本を出したんですが、日下さんが言っていましたよ。昔ならこういう時に需要が発生して、必ず労賃と材料費が値上がりした。ところが、神戸の震災の時はゼロ。まったく普通です。あのくらいの震災が発生しても、日本経済はそれを埋めてしまう余力がある。

近藤　供給過剰なんですね。

養老　そうです。だから、**ちょっとやそっとの需要を作ったって、世の中の景気が良くなるほどではないい**んです。今度オリンピックと言っていますね。あれで土建にまたお金が回るはずなんだけど、やっぱり高が知れている。実体経済ではない、虚構の経済の方が大きくなりすぎて、その金が実体経済へ入ったらパンクですよ。逆に言うと、虚構で回っているから助かっている。

嫌なことはしない、健康診断は受けない

死生観は持たない

近藤　養老先生は、死生観はどのようにお持ちですか。

養老　ああ、だから、そういうことは考えないことにしている。考えるのが難しいことじゃないかな、と思っている。行き当たりばったりです。

近藤　まあ、普通はそうなりますよね。僕はいろいろ本を書いているから、死ぬならがんがいいかな、と本気で思っているんです。だって、無意識になっていろいろされるのは嫌でしょう。がんは最期まで頭はしっかりしているし、痛みが出たらいろいろ取る方法はありますからね。

養老　僕が一番考えられるのは、事故ですね。あっちこっちへ行くから。意外にジャングルと

か、危ないところに行く。事故は楽ですよ。

近藤　犬の死に方を見ていると、本当に具合が悪くなって食べられなくなると、それから数日で死んじゃうのね。特に苦痛も訴えない。苦しそうではない。人間も昔はそうだったんだろうと思うんだけど、考える力がついてしまった。老後という概念が、そもそも動物にはない（笑）。

養老　老後を子どもを産まなくなってから長いこと生きている状態と考えると、動物ではクジラですね。人間の女性で言う閉経期があって、そこから後の寿命が長い。後は、**動物にほとんど老後はない**んじゃないですか。チンパンジーやゴリラも死ぬ直前まで生殖してますから。

近藤　**人間は元気で長生きしたいという思いが強いけれど、それで何するの、という疑問はある。**

養老　うん、それはしみじみ感じますね。

近藤　本来、人生に目的はないんだよね。日々生きて子孫を残すというだけで、アフリカにいた時は人間もそうだった。出アフリカで地球上のあちこちへ散ってからも、長い間そうだったはずで、平均寿命は二十歳から三十歳くらいです。そういう時代に、人生の目的を考えている人はいないので、ただひたすら生きる。ほとんどの人は、寝付くとそのまま亡くなってしまう。

養老　生きる意味を考えること自体、余裕があるからできる。僕なんか、少しヒマがあったら古い虫の論文を読んで、それを日本語にしたりして、けっこう面白いんです。どうせこんなのは俺ぐらいしか読まないだろう、と思うから。年取ったらそれくらいしかすることないでしょ。いろいろな所に虫捕りに行って、どうしてこんな所にこんな虫がいるんだろう、と考えだすと、とにかく面白くて止められないですよ。

という風なことが、今の人にはあまり無いんじゃないかな。**何か具体的なことに興味を持ったら、時間はいくらあっても足りない。どれくらい長生きしても大丈夫ですよ。**外から見たらつまらないと思うかもしれないけど、本人にとっては面白い。そういうことを年寄りは見つけたらいいんです。

近藤　そう。自分にとって面白いことを見つけたらいい。

老後は「俺だけの楽しみ」を見つける

近藤　虫の標本は相変わらず作っていらっしゃいますか。

養老　作ってます。

近藤　時間を見つけて。

養老　それが、なかなか無いんですよ。だいぶ溜まってます。今年捕ったやつが全部余ってます。四月、五月とラオスに行った時のはほぼ片づけて、日本の中を回ったのがあって。この前北海道に行った分はまだ片づけてないです。

近藤　一つずつ学名をつけていくんですか。

養老　結局はそうです。それをするためにはまず、大分類を理解しなくてはならない。一番難しいのは、属です。属があって種が来る。属というのは比較的人為的に作っているので、相当に前の人が、何を基準にどう考えたかを理解しなければならない。

検索表を作りますけど、従来の属とは違った特徴があると、新しい属を作らなければならない。属を恣意的に作っていることもあるし、グループによっては大量の種を含んだ属もあるし。分類学は歴史そのものが生きている。

近藤　いま種とおっしゃいましたけれども、あれは種が違うというより、形の違いは交雑による可能性はないんですか。

養老　これは議論を始めると、一番白熱してケンカになる話題です（笑）。だから、普通はみんな暗黙のうちにやり過ごす。**自然界をどう分けるかということだから、種の分け方はいろいろあって難しい。**

病気もそうだと思うんですよ。病気と病気ではない境目を、はっきり分けられる定義は何か。これは自然界をどう分けるか、という問題なんです。

近藤 どこからが病気か、ということですよね。さっきの質問に戻りますが、種が違うというものでも、交雑の可能性はないんですか。

養老 交雑という言い方をすると、それは別の見方になるんです。

近藤 別の見方？

養老 分類学者が言うのは、あくまでも形態の問題だから。ある個体群について、一定の場所で一定の特徴がある場合、つまり片方の群は必ずヒゲが黄色いけど、もう片方の群は必ず黒い。色は比較的そのグループで安定していて、黄色い仲間の中に黒いのが出てきたりすることはないとなると、別の種として分けちゃうんですね。

近藤 厳密に違うかどうかはわからない、ということですか。

養老 いや、何をもって違うか、ということ。厳密に違うと言えば、一個体一個体ですべて違うから。

近藤 昔はネアンデルタール人はホモサピエンスとは違う、ということになっていたでしょ。でも、今は我々の中にもネアンデルタール人の血が流れていることがわかっている。つまり両者は交雑できたわけで、**人種というのはさらにあてにならない**。

養老 いわゆる人種と肌の色はまったく関係ありません。同じインド系でもコケージャンというのは白人ですけれども、アフリカ系の黒いインド人もいる。アフリカに行くとよくわかるんですよ。全員真っ黒だけど、見ていたらだんだん違いがわかってくる。部族が違うと気性も違うので、一週間も過ごせば違いがわかるんです。

近藤　色がついたり消えたりするのは、短いと数千年で変わるみたいね。虫もヒゲが黄色いとか黒いとかで、違うと言えるのかどうか。

養老　それはそうですよ。我々もまったくそれは信じていません。そうかといって、じゃあ何でもありかというと、それも違う。虫のこういう部分にはあまり変化が出てこない、というのも、たくさん見ているとわかってくるんです。

たとえば、**クワガタのアゴなんてまったく当てにならない**。最近は自分で飼うことができるでしょ。いろんな条件で飼ってみると、ひとりでにいろんな顎のクワガタが出てきちゃう。この種類だったはずなのに違うじゃないの、なんていうのが出てきちゃう。

自然条件の下では、ある一定の環境で一定の生き方をすると定まってくるんです。人間も同じで、戦後の日本人なんて、我々からするとずいぶん大きいでしょ。

近藤　確かに。

養老　こういう話をすると、**何でそんなことに関心を持つんですか、と聞く人がいますが、そういう人は面白いことがないんですね**。会社に入ると、いろいろな関心を潰されるんじゃないですか。「俺だけ面白いんだよ」と思うことは、きっと禁止されているんですよ。そんなことをするくらいならもっと仕事しろ、もっと金を儲けろ、と言われる。

死は「私」と「あなた」までにしかない

近藤　だから、現代社会というのはいろいろなシステムが出来上がっていて、その中に放り込まれると自由が利かない。自由ではないのに面白いものを見つけろ、というのは難しくて、みんながつまらない思いをしているのも当たり前だ、という結論になるんでしょうね。その中でも、定年が来て会社を辞めたり、女性も子どもが手を離れたら、自分の興味を持てることがあればいい。それには、かなり努力しないといけない。

養老　やっぱり若い頃からやっていることがいいですよ。うちの女房はお茶をしていますけど、とにかくいろんなことをしなきゃいけないでしょ。今朝も早く起きて草むしりしている。何かというと、茶花を植えているから、雑草が気に入らないんです。それに、しょっちゅう京都へ行っている。よく身体がもつな、と思うんです。倒れるときは動きすぎで倒れていますから。

近藤　経済がクラッシュして、もう少し田舎に行くという流れができると、養老先生のおっしゃる参勤交代も実現するかもしれないですね。

養老　都会と田舎に暮らしの基盤をもって、それぞれ半年ごとに暮らせばいい、というのが僕の提唱する参勤交代。都会でばかり暮らしていると、おかしくなるから。だから休日にゴルフ行ったり、金持ちは都会でも庭付きの一軒家に住むんでしょ。

それを若い時からやればいい。こういうことは金持ちの道楽だ、という見方をする必要はなくて、金持ちは自由にできるからやっているわけで、みんながやればいいでしょ。工夫をすれば、できることはありますよ。

自然のものをよく見る、自分も自然の一部である、と気づくことですよね。身体は仮の宿で、「俺がどうにかする」とか考えない方がいい。自分が死んだら関係ない。死んだらいないんだから。

女房が先に死んだら困るんだよ（笑）。猫が死ぬのも悲しいけどね。だから、死は必ず二人称なんです。

三人称の「死」というものが厳然とある、と考えるのが客観性でしょ。それは一神教、つまりキリスト教がいけないんだ。神様がいる世界では、神様が上から見ている客観世界があるわけですよ。僕にはそんなものはないんだもん。そういう神様は別にいてもいいけれど、信じていないから。

論争のストレスで不眠症に

養老　イギリスの元首相サッチャーが自伝に「四時間しか寝ない」と書いているんです。首相になってからですが。彼女はその後認知症になったでしょ、ああいう仕事は激務ですから。こういう生活を続けると身体が壊れてしまう。

近藤　**僕は以前、二十年間ほど不眠症だったことがあります**。その昔は八時間くらい寝ないとダメだったんですけどね、『患者よ、がんと闘うな』という本を書いたり、「乳がんは切らずに治せ」と言ったり、論争を呼ぶようなことをやり始めたら、眠れなくなった。

論争はとても気を使うんですよ。攻撃する方は一つの穴を見つければいいけれど、こちらは百の論点で一つ間違えてもいけない。すべてに備えなければならない、と考えたら眠れなくなっちゃって、三時間から五時間で目を覚まして、日中はフラフラしている時が多かった。でも、睡眠薬は飲んだことがないんです。依存症になるのが怖かった。それで論争にだいたい決着がついたな、と思った二十一世紀に入った頃から、また眠れるようになりました。今は八時間寝て昼寝もするから、けっこう寝てますね（笑）。

養老　偉いね。僕なんか、始めから論争はしないから（笑）。

近藤　言いかけたついでですが、ストレスで便通も狂っちゃって。昔は一日一回いいウンチが出ていたんですが、不眠症になると同時だったと思うんだけど、軟便が一日に三回も五回も出る、という状態だった。これも二十年経ったら治った。

養老　**近藤先生の本を読んだらわかりますよ**。同じ条件に自分を置くとしたら、これはとてもやっていられない。それは読んだらすぐにわかります。

近藤　**環境やストレスの影響は確かにある、と身をもって学んだのは収穫です**。ただ、その最中というのは、自分ではストレスだとは思わないんですよ。

養老　近藤さんはサッチャーに似ているんじゃないですか。政治の分野も同じでしょ。ああいうストレスは、僕は無理だね。

近藤　その頃、『患者よ、がんと闘うな』を僕に書かせた編集者がね、「先生、テンション高いですね」と言ったことがあります。そう言われるまでは、自分のテンションが高いとはまったく思わなかった。

だから、**ストレスや逆境で精神病やうつになるような人は、そういう状況に自分がある、とはなかなか気づかないものだと思います**。単に自分が悪いんだ、と思いがちで。

養老　普通の人は二十年もやらないですよ。あの手の考え方でずっとやってはいけない。倒れる前に、「こりゃ、もたないわ」と止めて撤退しますよ。

近藤　自分では一日一日生きているだけだから、「二十年もやろう」とか、「そろそろ二十年だ」とか思っているわけじゃないんですよ（笑）。

養老　でも、良かったですね、それは治って。

近藤　眠れないというのは、やっぱりちょっと辛かったなあ。

養老　僕は近藤先生みたいなストレスはできるだけ避けているから、元気ですよ（笑）。ただ、真面目な話、一仕事すませるまではそういうことはありますよね。僕も中年まではけっこう頑張っていましたが、東大を辞めたのも、「これはもう、もたないや」と思ったからですね。大きな組織は、すごい圧力がかかりますから。

近藤　養老先生はナイーブすぎるんじゃないですか。だって、**普通は東大の医学部長まで行ったら、もっと上へ行きたいと思う**でしょう。

養老　ああ、それはまったくないんですよ。あんなことを続けていたら、ストレスの塊です。

近藤　それをストレスとは感じないで、楽しいと思う人たちがいるんですよね。

養老　ああ、そうそう。そういう人はそれでいいんです。

近藤　もう一つは、僕はそういう立場になったことがないから聞くんですが、妥協できる人ほど上に行く、ということがありますよね。だから、妥協できないからお辞めになったんだな、と見ているんです。

養老　そう。曲げられないところがあってね。他人に「俺のいう事を聞け」と言うのはもっと嫌ですから。そうすると、自分が他人の言うことを聞くしかないでしょ。それもできない。**昔だったら、西行じゃないけれど、出家遁世ですよ。妻子を縁側から蹴落として**（笑）。

僕もわりとはっきり書きにくいことを書く、と言われますけれど、世間の方が大学よりはもう少し広いからです。狭い組織の中で同じことをすると、もっと大変ですね。これが世界になると、もっと広くなって、英語で書くともっと楽だと思う。その代わり、うっかりすると殺されますがね。

いつ辞めても自由に生きられるから論争できた

近藤　今は恒産無ければ恒心無しで、生活の心配をしていると、あれこれ言えないですよね。**僕も慶應病院の中にいて、とりあえずお給料は貰えていたから言いたいことを言っていた**面もあったな。物理的に外に出て診療所で働いて、ということでは時間も無い。

養老　大学の中の話をすれば、僕は医学部でしたから楽でしたね。いつでもクビにしてくれ、と思っていた。国家資格の中で医師免許は一番有利でしょ。始めから開き直っている。だから大学の中で論争になった時なんか、ずいぶん助かりましたよ。考えてみたら扱いにくいですよね（笑）。

近藤　僕もそれに憧れて医者になった面がある。いつ辞めても自由に生きられる、と思った。ただ、社会に向けて発言しだしてからは、辞めてしまうと発言するのがおろそかになって、中途半端になるから辞められない、ということになってしまった。

養老　若い時に物を言おうと思ったら、やっぱり社会的な地位が必要でしょ。近藤さんみたいに慶應の先生だから言える、ということはある。普通の若い人は、組織を辞めるのは相当重いことでしょう。僕だって、もしいつも大学に賛成しなければならないとなったら、気持ちが暗くなったと思う。

東大の医者は我慢会

養老　東大で末期医療をやっている僕の後輩に本音を聞いたことがあるんです。**「近藤さんの言っていることをどう思う」と。そうしたら、「本音はあんなもんです」と言った**（笑）。公には言わない。いや、だって東大あたりで末期の患者さんを診ていれば、大体わかりますよ。

近藤　本音はそうでも、特に東大のお医者さんは、政府の御用達みたいになってしまう人が多い。

養老　東大はそういうところなんです。しょうがないところがある。東大時代、東大に残るのは我慢会、と内輪で言ってたもん。

近藤　養老先生は、そういう我慢ができない体質だから（笑）。

養老　いや、これでもずいぶん我慢したんですよ。でも、そう言っていた先生は早く亡くなった。しみじみ応えたんでしょうね。本人は正しいと思っていろいろやるんですけど、同時に息抜きもしているつもりで、本当には抜けていないんだな、というのは傍から見ていてわかる。二つ上でしたけど。

一緒に笑っていたもう一人の先生も、もう亡くなった。定年になったら学会の名簿を持ち出して、縁側で日向ぼっこして、あいつも死んだ、こいつも死んだと墨で塗る、と楽しみにしていたんだけど（笑）。こっちが墨塗らなきゃならなくなった。**やっぱり辛いんだよな、日本の勤めは。辞めないとわからない、と僕は言っている**。辞めたらわかる、と。

暗黙の負担が掛かっているんですよ。僕が責任者だとすると、僕がいないときに火事が起こっても責任が生じる。一番それが分かったのは、宮崎勤が骨を送ってきたんですよね、被害者のところに。解剖の教授が鑑定を頼まれて、その件について新聞社から電話がかかってきた。「どこから出た骨かわからないですけど」と聞いた途端、僕は機嫌が悪くなって電話を切った。その時に頭をよぎったのは、「それ、うちから出た骨じゃないだろうな」ということ。人骨ならたくさんありますからね。骨の一本一本まで見張ってるわけにはいかないから。誰かが持って行っていたずらしたってわからないんですよ。

それに類することは無限にある。個人で生きている分にはしょうがないけど、公の組織では周りに悪意があったらいくらでもそういうことができるな、と思った。

健康の秘訣は、今を楽しめ

近藤　今日は養老先生とは、医療は要らないという結論が一致しました。

養老　**要らないんじゃないですよ。害がある**（笑）。これを言うからダメなんだよね。僕は、近藤先生みたいに生きるのは大変だな、と今回お話しして思った。だけど、こういう人が必要なんですよ。

近藤　いや、乗りかかった船ですよ。これはしょうがない。

養老　身体を見ればわかるんです。頑丈だもの。**健康という話をするなら、この体力がないと、もたない。普通は近藤さんと同じことをやったら、がんになるよ。**

近藤　いや、調べたらあるかもしれない。

養老　まあ、二つ、三つはね（笑）。健康問題というなら、それを一番感じましたよ。ここまで突っ張っても大丈夫というのは、相当な体力だな。

近藤　学生時代はボートをやってました。

最後に一言いえば、メメントモリ、カルペディエム。これは「死を忘れるな」「日々を楽しめ」ということ。将来を考えろとは言っていないんです。今を楽しめ。それが生きていく上での秘訣かな。嫌なことはしない、健康診断は受けない。

養老　嫌なことはしない、って大事だよね。

人間の生なんてたかが知れているじゃないか、というのが僕の考えです。だから、一番健康に効くのは、第一にインフラの整備。衛生環境ですね。それから、バランス良くちゃんと食べること、栄養面です。

そうすると、規則正しい生活をしろとか何とか医者がすぐ言うから、規則正しいってどういうことだよ、と考えなきゃいけない（笑）。**毎朝8時に起きなきゃと思って、あ、今日は1分遅れた、と気に病むなんて、山手線じゃないんだからさ。**その辺りのバランスをちゃんと心得ていれば、どうということはないんです。

養老孟司（ようろう　たけし）

1937年鎌倉市生まれ。62年、東京大学医学部卒業後、解剖学教室へ。95年東京大学医学部教授を退官、現在同大学名誉教授。著書に『唯脳論』（青土社）、『バカの壁』『養老孟司の大言論』（ともに新潮社）など多数。

近藤 誠（こんどう　まこと）

1948年東京生まれ。73年、慶應義塾大学医学部卒業後、放射線科入局。2014年、同大学を定年退職。13年、「近藤誠がん研究所・セカンドオピニオン外来」を開設。著書に『患者よ、がんと闘うな』『成人病の真実』（ともに文藝春秋）など多数。

孟司《たけし》と誠《まこと》の 健《けん》康《こう》生《せい》活《かつ》委《い》員《いん》会《かい》

2019年4月25日　第1刷発行

著　者　養老《ようろう》孟司《たけし》　近藤《こんどう》 誠《まこと》

発行者　飯窪成幸

発行所　株式会社 文藝春秋

〒102-8008　東京都千代田区紀尾井町3-23

電話　03-3265-1211（代表）

印刷所　精興社

製本所　大口製本

万一、落丁・乱丁の場合は送料当方負担でお取替えいたします。

小社製作部宛、お送りください。定価はカバーに表示してあります。

ISBN978-4-16-390997-4